A. Uhlig

Arbeitsbuch frühkindliche Dysphagien und Trinkschwächen

Materialien für Klinik, Praxis und Beratung

Anne Uhlig

Arbeitsbuch frühkindliche Dysphagien und Trinkschwächen

Materialien für Klinik, Praxis und Beratung

ELSEVIER

Elsevier GmbH, Bernhard-Wicki-Str. 5, 80636 München, Deutschland
Wir freuen uns über Ihr Feedback und Ihre Anregungen an kundendienst@elsevier.com

ISBN 978-3-437-15017-3
eISBN 978-3-437-06006-9

1. Auflage 2023

Wichtiger Hinweis für den Benutzer
Die medizinischen Wissenschaften unterliegen einem sehr schnellen Wissenszuwachs. Der stetige Wandel von Methoden, Wirkstoffen und Erkenntnissen ist allen an diesem Werk Beteiligten bewusst. Sowohl der Verlag als auch die Autorinnen und Autoren und alle, die an der Entstehung dieses Werkes beteiligt waren, haben große Sorgfalt darauf verwandt, dass die Angaben zu Methoden, Anweisungen, Produkten, Anwendungen oder Konzepten dem aktuellen Wissensstand zum Zeitpunkt der Fertigstellung des Werkes entsprechen.

Bibliografische Information der Deutschen Nationalbibliothek
Die Deutsche Nationalbibliothek verzeichnet diese Publikation in der Deutschen Nationalbibliografie; detaillierte bibliografische Daten sind im Internet über https://www.dnb.de abrufbar.

23 24 25 26 27 5 4 3 2 1

In ihren Veröffentlichungen verfolgt die Elsevier GmbH das Ziel, genderneutrale Formulierungen für Personengruppen zu verwenden. Um jedoch den Textfluss nicht zu stören sowie die gestalterische Freiheit nicht einzuschränken, wurden bisweilen Kompromisse eingegangen. Selbstverständlich sind **immer alle Geschlechter** gemeint.

Planung: Anne Wiehage, Fröndenberg; Julia Lux, München
Projektmanagement: Ulrike Schmidt, München
Redaktion: Anne Wiehage, Fröndenberg
Satz: STRAIVE, Puducherry/Indien
Druck und Bindung: Drukarnia Dimograf Sp. z o. o., Bielsko-Biała/Polen
Zeichnungen von Stephanie Brittnacher, Illustration & Design, Chemnitz
Umschlaggestaltung: SpieszDesign, Neu-Ulm
Titelillustration: Stephanie Brittnacher · Illustration & Design, Chemnitz
Aktuelle Informationen finden Sie im Internet unter www.elsevier.de

Vorwort

Jede erste Begegnung mit einem neugeborenen Kind hält etwas Besonderes vor. Dabei erzählt der kleine Mensch bereits seine eigene Geschichte und hat schon eine erstaunliche Entwicklung erlebt. Die zu früh geborenen oder komplex kranken Kinder erzählen ebenfalls ihre Geschichte. Auch sie erleben eine erstaunliche Entwicklung. Aber oftmals können sie beispielsweise durch Einschränkungen der Atmung, Ernährung und Kommunikation nicht oder nur begrenzt am Leben teilhaben. Wir dürfen als Logopäden und Logopädinnen ein Teil sein im Leben der Neugeborenen und ihrer Familien. Wir dürfen sie therapeutisch begleiten und uns im besten Fall überflüssig machen.

Mit Blick auf die betroffenen Familien und ihre Kinder wuchs die Idee zu diesem Buch. Zum einen sind Therapeuten und medizinisches Fachpersonal angesprochen, die sich für das spannende Arbeitsfeld bei Neugeborenen mit einer Trinkschwäche oder Schluckstörung interessieren. Zum anderen möchte das Buch mit den liebevollen Illustrationen v. a. auch die Eltern und Bezugspersonen erreichen, ihnen Mut zusprechen und Übungen besser verständlichen. Ein Bild sagt schließlich mehr als viele Worte es vermögen.

An dieser Stelle bedanke ich mich aber doch mit Worten. Ich danke meiner Familie und meinen Freunden für die Geduld, Zeit und Unterstützung während der Entstehungsphase des Buches. Und ich danke meinem Klinik-Team für die Rückendeckung und den fachlichen Austausch. Herzlichen Dank an Uta Budjko und Silke Winkler für die Wegbereitung hin zu diesem Thema. Und v. a. danke ich den Kindern und ihren Familien für die Möglichkeit, dass ich sie ein Stück ihres Lebenswegs begleiten darf.

Chemnitz, März 2023

Anne Uhlig
logo@anne-uhlig.de

Abbildungsnachweis

Der Verweis auf die jeweilige Abbildungsquelle befindet sich bei allen Abbildungen im Werk am Ende des Legendentextes in eckigen Klammern. Alle nicht besonders gekennzeichneten Grafiken und Abbildungen © Elsevier GmbH, München.

F981-002	Winiker, K./et al. Ultrasound: Validity of a Pocket-Sized System in the Assessment of Swallowing. Dysphagia 36, 1010–1018 (2021) Springer Nature.
L322	Stephanie Brittnacher, Chemnitz
M1169	Anne Uhlig, Chemnitz
V1000	Natus Medical GmbH, Planegg
V793	KLINIKA Medical GmbH, Usingen
V996	Casida GmbH, Werdau
V997	Bizoon GmbH, Bremerhaven
V999	GRÜNSPECHT Naturprodukte GmbH, Karlskron
W1206	© Gesundheitstreffpunkt Mannheim, 2015

Fehler gefunden?

https://else4.de/978-3-437-15017-3

An unsere Inhalte haben wir sehr hohe Ansprüche. Trotz aller Sorgfalt kann es jedoch passieren, dass sich ein Fehler einschleicht oder fachlich-inhaltliche Aktualisierungen notwendig geworden sind.

Sobald ein relevanter Fehler entdeckt wird, stellen wir eine Korrektur zur Verfügung. Mit diesem QR-Code gelingt der schnelle Zugriff.

Wir sind dankbar für jeden Hinweis, der uns hilft, dieses Werk zu verbessern. Bitte richten Sie Ihre Anregungen, Lob und Kritik an folgende E-Mail-Adresse: kundendienst@elsevier.com

Abkürzungen

CPAP	Continuous Positive Airway Pressure, kontinuierlicher positiver Atemwegsdruck
ESPGHAN	European Society for Pediatric Gastroenterology, Hepatology
ESSD	European Society for Swallowing Disorders
FD	Funktionelle Dysphagietherapie
FEES	Fiberoptic Endoscopic Evaluation of Swallowing, flexible endoskopische Evaluation des Schluckens oder funktionelle endoskopische Schluck-Untersuchung
FINE	Family and Infant Neurodevelopmental Education
F. O. T. T.	Facial Oral Tract Therapy, Therapie des fazio-oralen Trakts
HFNC	High-Flow Nasal Cannula
HRM	High Resolution Manometry, hochauflösende Manometrie
IDDSI	International Dysphagia Diet Standardisation Initiative
LM	Lebensmonat
NASPGHAN	Nutrition-North American Society for Pediatric Gastroenterology, Hepatology and Nutrition
NICU	Neonatal Intensive Care Unit, Neugeborenen-Intensivstation
NIDCAP	Newborn Individualized Developmental Care and Assessment Programm
PICU	Pediatric Intensive Care Unit, pädiatrische Intensivstation
SSW	Schwangerschaftswoche
VFSS	Videofluoroscopic Swallowing Function Study, Videofluoroskopie
WHO	World Health Organization, Weltgesundheitsorganisation

Inhaltsverzeichnis

Einleitung

„R. wurde spontan aus der Beckenendlage geboren. Die Ultraschalluntersuchungen in der Schwangerschaft waren alle unauffällig. Die Geburt verlief reibungslos. Eine anwesende Kinderärztin nahm R. sofort nach der Trennung von der Nabelschnur mit in einen anderen Raum. Ich hatte ihn noch nicht einmal gesehen. Man sagte mir, dass er gleich wieder gebracht werden würde. Mein Mann durfte dann kurz zu ihm. Er hatte Probleme mit der Luft und der untere Teil des Oberkörpers war ziemlich eingefallen. Die Kinderärztin kam mit der Diagnose zu uns und meinte, er wird sofort verlegt. Der Chefarzt erläuterte uns, was die Krankheit bedeutet, aber ich wollte meinen R. einfach nur sehen und in den Arm nehmen. Die Kollegen vom Rettungsdienst sind - Gott sei Dank - noch einmal an meinem Zimmer vorbeigefahren. Da habe ich ihn das erste Mal für ein paar Sekunden gesehen. Ab diesem Zeitpunkt war alles nur noch wie im Film. Ich habe immer gehofft, es ist ein Traum und ich wache endlich auf. Als Mutti denkt man, man hat total versagt, weil man nichts machen kann und das eigene Kind nicht in den Arm nehmen kann. Es fühlt sich so an, als ob einem ein Strick um den Hals gelegt wird und jemand zieht langsam zu. Am nächsten Tag wurde R. dann operiert. Die Lunge war stark beschädigt, Überlebenschance 50:50. Mit dieser Aussage mussten wir nun die nächsten Wochen versuchen, zu funktionieren. Während der ITS-Zeit funktioniert man als Eltern nur noch. Wir haben ja noch unsere Große. Unsere große Tochter hat uns viel Halt gegeben. Sie hat die Fotos, die wir gemacht haben, angeschaut und dann ihre Gedanken und Gefühle auf Papier gemalt. Ihre Puppe ist zu Hause erst mal ins Babybett eingezogen, natürlich voll verkabelt und „beatmet". Wir sind täglich gependelt. Coronabedingt wurde die Besuchszeit auf zwei Stunden täglich begrenzt, die Schwester durfte ihren Bruder gar nicht sehen. Nach vier Wochen konnte R. dann extubiert werden.

Als R. einen Monat alt war, durfte ich ihn das erste Mal in meine Arme nehmen. Das war ein unbeschreibliches Gefühl. Er war noch stark unter Medikamente gesetzt und die folgenden Wochen waren für ihn sehr hart. Die Ärzte und Schwestern auf der ITS haben uns Mut gemacht und trotz der vollen Betten immer alle Fragen mit viel Geduld und Gefühl beantwortet. Er wurde nach ca. fünf Wochen auf die Nachsorgestation verlegt. Hier haben wir mit dem Trinken-Lernen gestartet und ich habe verstanden, welche Spuren eine so lange Intensivzeit bei einem kleinen Patienten hinterlässt. Dank Internet bin ich auch auf viele Berichte von anderen Eltern gestoßen. Während der Rehabilitation habe ich viele Eltern kennengelernt. Sich austauschen und reden hilft ungemein. Leider hat auch die Anschlussrehabilitation nicht zum Entwöhnen von der Nasensonde geführt. R. wird mittlerweile über eine PEG-Sonde ernährt.

R. ist jetzt 18 Monate alt und ein richtig kleiner Sonnenschein. Er kann fast krabbeln und probiert viele Laute aus. Beim Essen übt er sich momentan an Banane und managt das schon richtig gut. Er ist auf einem guten Weg, zeigt Interesse am Essen und macht immer weiter Fortschritte. Unsere Logopädin zu Hause begleitet uns bis heute. Ich bzw. wir haben gelernt, dass Geduld das A und O ist. Geduld, Zeit und ganz viel Liebe. Ich bin sicher, R. wird es schaffen!"

Eltern und Familien von Kindern mit frühkindlicher Trinkschwäche oder Dysphagie schildern oft ähnliche Erlebnisse wie die Eltern von R. Um diese Familien von Anfang an noch besser begleiten zu können, wuchs die Idee zu dem vorliegenden Fachbuch.

Die Logopädie befasst sich zunehmend mit kindlichen Kommunikations- und Schluckstörungen im akut-, rehaklinischen und nachstationären Setting. Jährlich werden in Deutschland ca. 63.000 Frühgeborene vor Vollendung der 37. Schwangerschaftswoche geboren. Die Frühgeborenenrate liegt demnach bei ca. 9,2 %, d. h. jedes zehnte Kind kommt deutschlandweit zu früh auf die Welt (Netzwerk Neonatologie 2021). In den letzten 20 Jahren verbesserten sich die Überlebenschancen sehr unreifer Frühgeborener und komplex kranker Neugeborener dank neuer Therapieverfahren entscheidend (Hübler 2021). Demgegenüber erweitern sich die Kompetenzen stationär sowie ambulant tätiger LogopädInnen auf diesem Gebiet und die Logopädie ist eingebettet in das multiprofessionelle Neonatologie-Team vor Ort. Die Beratung der Eltern bzw. Bezugspersonen nimmt in der täglichen Arbeit mit Früh- und Neugeborenen einen zentralen Stellenwert ein. Die familienbezogene und entwicklungsfördernde Behandlung von komplex kranken und frühgeborenen Säuglingen zur bestmöglichen Unterstützung der kindlichen Weiterentwicklung wird als Standard verstanden und vorausgesetzt (Sanders und Hall 2018, Hübl 2021).

Eine qualitativ hochwertige logopädische Diagnostik, Therapie und Beratung wirkt sich positiv aus im Hinblick auf die Prävention von Fütterstörungen sowie bestenfalls auf die Verringerung der Krankenhausaufenthaltsdauer und eine Verkürzung der Versorgung über eine Nährsonde (Arvedson et al. 2010, Watson und McGuire 2016, Shaker et al. 2017a und b, Fontana et al. 2018, Da Rosa Pereira et al. 2020, Thomas et al. 2021, Sujata et al. 2021). Die fachspezifische logopädische Begleitung und Verlaufskontrolle sind auch poststationär sinnvoll, um eine sichere und effiziente Nahrungsaufnahme im häuslichen Bereich weiter zu gewährleisten und Risiken zu vermeiden.

Dieses Buch bietet für die Arbeit im multiprofessionellen Team beginnend auf der Neonatologie eine hilfreiche Handlungsstütze. Die inter- und transdisziplinäre Zusammenarbeit profitiert durch eine spracheinheitliche Kommunikation und standardisierte Behandlungspfade. Das Fachbuch gliedert sich auf in einen Theorie- und Praxisteil. Der **Theorieteil** beleuchtet die Entwicklung des kindlichen Schluckens, die logopädische Diagnostik und Therapie im Allgemeinen sowie bei ausgewählten Störungsbildern. Der **Praxisteil** umfasst eine Entscheidungshilfe für die Therapie sowie 47 fachspezifische Übungen. Vor dem Hintergrund sprachlicher oder kognitiver Barrieren erleichtern visuelle Hilfen und Informationen mit präzisen Instruktionen in der Zusammenarbeit mit Menschen aus anderen Kulturen, Ländern oder herausfordernden sozialen Kontexten die Anwendung im klinischen Alltag. Die ansprechenden Illustrationen der Grafikerin und Illustratorin Stephanie Brittnacher unterstützen die Übertragung in tägliche Abläufe und machen Übungen lebendig. Sie zeigen, dass Füttern sowie Gefüttert-Werden die erste Kommunikation zwischen dem Kind und seinen Bezugspersonen darstellen.

Zusammengefasst zählt zu den **Aufgaben der Logopädie:**

- Herstellung einer sicheren und effizienten Nahrungsaufnahme
- Vermeidung von Komplikationen, z. B. Aspiration
- Stärkung kommunikativer Funktionen zwischen Kind und Eltern bzw. Bezugsperson
- Prävention von Folgeerkrankungen, z. B. Fütterstörungen

(Kollia et al. 2019, Hübl 2021)

Dieses Buch liefert als Übungsprogramm einen kleinen Beitrag für eine verbesserte Verknüpfung von theoretischem Fachwissen und Praxisanwendung, auch um den gewachsenen Anforderungen zu begegnen.

Und um es mit den Worten der betroffenen Familie erneut aufzugreifen, in der Begleitung der Kinder und ihrer Bezugspersonen braucht es neben allem Fachwissen v. a. auch Geduld, Zeit und Wertschätzung.

1 Kindliches Schlucken

Im wachen Zustand schluckt ein gesunder Säugling ca. 6-mal pro Minute und während des Schlafens ca. 6-mal in der Stunde (Frey 2011). Pro Tag schlucken Kinder ungefähr 600- bis 1000-mal am Tag. Der Schluckvorgang beim Kind ist ebenso wie beim Erwachsenen ein komplexer und zeitlich-räumlich präzise abgestimmter Vorgang. Für ein sicheres und effizientes Schlucken ist die Interaktion unterschiedlicher Strukturen, Funktionen und Reaktionen entscheidend. Dieses Wechselspiel wird erst offenkundig, wenn eine dieser Komponenten ausfällt oder durch eine andere kompensiert werden muss. Essen und Trinken sowie das aspirationsfreie Schlucken von Speichel sind für eine uneingeschränkte Teilhabe am sozialen Leben und eine entsprechende gesundheitsbezogene Lebensqualität entscheidend. Kurz gesagt: Um am Leben teilzunehmen, ist ein sicheres Schlucken notwendig. Die Kenntnis der orofazialen kindlichen Anatomie und Schluckphysiologie dient dem besseren Verständnis der Schluck- und Trinkschwierigkeiten komplex kranker oder frühgeborener Säuglinge.

1.1 Entwicklung orofazialer Strukturen und Funktionen

Mit der Geburt ermöglicht das Zusammenwirken intakter anatomischer Strukturen und primitiver Reflexe die Nahrungsaufnahme für den reif geborenen gesunden Säugling. Anatomie und Physiologie unterscheiden sich beim Neugeborenen, Kleinkind und Erwachsenen. Ein Säugling ist demzufolge nicht als kleiner Erwachsener zu betrachten.

1.1.1 Orofaziale Strukturen

Die kindliche Anatomie im orofazialen Bereich unterscheidet sich von den Strukturen und Größenverhältnissen beim Erwachsenen. Die Mundhöhle eines Kindes ist in Relation zum kleinen und leicht retrahierten Unterkiefer eher klein (Ahn und Musso 2018). Der harte Gaumen ist flacher, die Zähne sind noch nicht durchgebrochen und Zungenbein sowie Kehlkopf befinden sich in Höhe des 2. oder 3. Halswirbels (C2–C3). Manche Autoren beschreiben die Position des Kehlkopfs im Bereich des 1. bis 3. Halswirbels (Pearson Jr. und Gosa 2019). Damit hat die Epiglottis Kontakt mit dem weichen Gaumen und der Zungenbasis. Der Kehlkopf nähert sich dem Nasopharynx an, der Rachen ist kürzer als beim Erwachsenen (▶ Tab. 1.1). Der Säugling verfügt über Wangen- bzw. Saugpölsterchen, die mit dem Wachstum und der Reifung abgebaut werden (Pearson Jr. und Gosa 2019). Die Zunge nimmt in Relation zur kleinen Mundhöhle viel Raum ein und liegt mehr anterior als beim Erwachsenen (Bartolome 2022a). Sie bewegt sich aufgrund der Enge zunächst vor und zurück. Im Laufe des zweiten Lebensjahres senkt sich der Kehlkopf nach unten ab in Höhe des 7. bis 8. Halswirbels (C7–C8), der harte Gaumen ist gewölbt und die Zunge nimmt weniger Platz im vergrößerten Mundraum ein (Pearson Jr. und Gosa 2019, Ahn und Musso 2018, Biber 2014).

Tab. 1.1 Unterschiede kindlicher und erwachsener Kehlkopf (adaptiert nach Thurnher 2018)

Säugling bis Kleinkind	Erwachsener
trichterförmiger Kehlkopf	weniger trichterförmig
Epiglottis auf Höhe Halswirbel C2–3	Epiglottis auf Höhe Halswirbel C4–5
engste Stelle ist Krikoid	engste Stelle ist Glottisebene

Der obere Aerodigestiv-Trakt ist unterteilt in die vier Abschnitte Mundhöhle, Nasopharynx, Oropharynx und Hypopharynx. Die Mundhöhle umfasst die Lippen, Wangen, Zunge, Zähne sowie den harten und weichen Gaumen. Im Inneren ist die Mundhöhle mit Epithel ausgekleidet. Diese Epithelschicht wird ständig mit Speichel befeuchtet, der durch Speicheldrüsen in der Mundbodenschleimhaut und die beiden Ohrspeicheldrüsen gebildet wird. Die Zunge ist ein muskuläres Gebilde aus längs-, quer- und transversal gestreifter intrinsischer Muskulatur und verfügt über Papillen mit unzähligen Schmeckrezeptoren. Temperatur, Größe, Konsistenz und Position des Bolus werden durch sensorische Innervation der Mundhöhle für ein effizientes Schlucken entsprechend wahrgenommen und verarbeitet.

Der Rachen gliedert sich zunächst in Naso- und Hypopharynx. Erst mit der weiteren Entwicklung verlängert sich der Rachen und es entsteht der Oropharynx. Die drei Pharynxkonstriktoren und der obere Ösophagussphinkter arbeiten abgestimmt an der Entleerung des Pharynx beim Schlucken. Die Speiseröhre verbindet als dehnbarer Muskelschlauch Rachen und Magen. Die quer- und längsgestreifte Speiseröhrenmuskulatur erlaubt peristaltische Wellenbewegungen für einen effizienten Bolustransport.

1.1.2 Orofaziale Funktionen

Nach der Geburt durchläuft das muskuläre System der orofazialen Anatomie eine prägnante Entwicklung. Diese Reifung ermöglicht es dem Kind, zu saugen und zu schlucken. Saugen und Schlucken sind Vitalfunktionen, die für das neugeborene Kind essenziell sind (Jean 2001). Neben der Nahrungsaufnahme kommen der Mundhöhle, dem Rachen und Kehlkopf darüber hinaus Atem- und Stabilitätsfunktion zu (Bosma 1975). Die Atmung stellt hierbei den Kernaspekt des Trinkens dar, nicht das Saugen. Der Säugling kann gleichzeitig atmen und saugen, da der Kehlkopf in erhöhter Position steht (Biber 2014). Er kann aber nicht gleichzeitig atmen und schlucken. Das Schlucken erfolgt während eines kurzen Atemstopps (Hübl 2021). Der Unterkiefer öffnet und schließt sich rhythmisch und durch die Saugbewegungen wird das Schlucken initiiert. Im Alter von ca. 4–5 Lebensmonaten (LM) verändert sich das Saugmuster, indem reflektorische Saugbewegungen allmählich abgebaut werden und die willkürliche, kortikal gesteuerte Saugmotorik zunimmt (Hübl 2021, Biber 2014). Die Zungenbewegungen verändern sich ebenfalls mit der neurologischen Reifung und dem Wachstum. Die Zungenmuskeln werden eingeteilt in Protruders und Retruders. Während der Musculus genioglossus, transversus und verticalis die Zunge v. a. nach vorn bewegen, unterstützen der Musculus hyoglossus, styloglossus und longitudinalis die Rückwärtsbewegung der Zunge. Die suprahyoidale Muskulatur und Kaumuskulatur spielen eine wesentliche Rolle bei der Zungenpositionierung. Unterstützt wird diese außerdem durch die Unterkieferstabilisierung.

Die Koordination der verschiedenen am Saugen und Schlucken beteiligten Zungen-, Kau-, Gesichts- und Mundbodenmuskeln wird zentral durch das Schluckzentrum im Hirnstamm, den sog. *Central Pattern Generator (CPG)*, und die Abstimmung der motorischen Hirnnervenkerne des V., VII. und XII. Hirnnerven kortikal und suprabulbär gesteuert (Inoue 2015, Jean 2001). Somit koordinieren medulläre Schluckzentren und das supramedulläre Schlucknetzwerk räumlich und zeitlich alle schluckrelevanten Muskelpaare (Lücking et al. 2017).

Das kindliche Schlucken wird in **vier bis fünf Schluckphasen** unterteilt. In der Fachliteratur werden beschrieben:

- präorale Phase
- orale Vorbereitungsphase mit Such- und Saugreflex
- orale Phase mit Bolusaufnahme und -transport im Oropharynx
- pharyngeale Phase
- ösophageale Phase mit dem Bolustransport durch die Speiseröhre

(Aswathanarayana, Hübl und Frank 2021, Lau 2018, Ahn und Musso 2018, Biber 2014, Frey 2011)

Alle Phasen sind trotz spezifischer Merkmale einheitlich miteinander verbunden.

Präorale Phase

Sie dient der Vorbereitung auf die Nahrungsaufnahme. Der Säugling zeigt meist durch Schmatzen, Suchbewegungen oder Schreien Hunger an. Er wendet sich instinktiv, unterstützt durch den Riechsinn, in Richtung Mutter oder Milchquelle. Die oralen Reaktionen und Reflexe sind in dieser Phase stark ausgeprägt. Nach Berührung der Wangen dreht das Neugeborene den Kopf in diese Richtung und öffnet die Lippen. Nach Stimulation der Lippen oder des Zahnfleisches mit der Mamilla oder dem Sauger fängt der Säugling an, den Unterkiefer rhythmisch zu öffnen und zu schließen. Sobald er auf der Zunge einen Reiz wahrnimmt, beginnt er zu saugen. Die Beine werden angezogen und die Hände nah am Kopf zu einer Faust geballt.

Orale Vorbereitungsphase

Die Lippen sind während des Saugens leicht nach vorn gestülpt und umschließen die Mamilla oder den Sauger. Beim Trinken an der Brust öffnet der Säugling seinen Mund weit und saugt die Brustwarze bis an den hinteren Teil des Gaumens (Aswathanarayana, Hübl und Frank 2021). Durch Sogaufbau wird die Brust im Mund gehalten und durch Sog- und Ausmelkbewegungen entleert. Beim Trinken aus einer Flasche öffnet der Säugling seinen Mund nicht so weit. Mit der Zunge und dem Gaumen wird Sog aufgebaut und der Sauger so zusammengedrückt, d. h. komprimiert, dass Milch herausfließen kann. Bis zum 4.–6. Lebensmonat bewegt sich die Zunge aufgrund der Größenverhältnisse im Mund unterstützt durch vertikale Kieferbewegungen eher vor und zurück. Erst danach hat die Zunge u. a. durch das Wachsen des Unterkiefers mehr Platz im Mundraum, um sich auch nach oben und unten bewegen zu können. Während des Saugens atmet der Säugling ausschließlich durch die Nase. Durch den Kontakt von Zungenbasis und Velum wird ein vorzeitiges Abgleiten von Milch in den Rachen verhindert. So kann der Säugling gleichzeitig saugen und atmen. Der Schluckreflex wird nach ein bis drei Saugbewegungen ausgelöst (Biber 2014).

Orale Phase

Der Säugling hält die Milch auf der Zungenmitte und transportiert diese entlang der Mamilla oder des Saugers nach hinten in Richtung Rachen. Die Milch wird zunächst in den Valleculae, zwischen Zunge und weichem Gaumen, oder auf dem Zungenrücken gesammelt. Ab einem ausreichenden Volumen folgt schließlich die Triggerung der Schluckreaktion mit dem Transport der Milch in die Speiseröhre. Dies geschieht während einer kurzzeitigen Atempause (Schluckapnoe). Während der oralen Phase erhält der Säugling Informationen über Geschmack, Konsistenz, Temperatur, Größe und Lokalisation des Bolus.

Pharyngeale Phase

Mit Auslösung des Schluckreflexes im Bereich der sekundären Triggerareale beginnt die pharyngeale Phase. Ab sofort verläuft das Schlucken unwillkürlich und wird durch das Schluckzentrum im Hirnstamm gesteuert. Das Gaumensegel bildet mit der Rachenhinterwand einen Abschluss, sodass keine Milch durch die Nase fließen kann. Die Rachenmuskulatur kontrahiert, die Epiglottis senkt sich und die Stimmlippen sowie die Taschenfalten werden verschlossen.

Ösophageale Phase

Die Milch fließt durch den geöffneten, d. h. relaxierten oberen Ösophagussphinkter in die Speiseröhre. Dieser wird unmittelbar danach durch Kontraktion des Musculus cricopharyngeus wieder verschlossen und verhindert den Rückfluss der Milch in den Rachen. Nun ist der Atemweg wieder frei. Mittels der ersten peristaltischen Welle – ausgehend vom Rachen – wird die Milch durch den geöffneten unteren Ösophagussphinkter in den Magen transportiert. Die zweite peristaltische Welle reinigt die Speiseröhre von Residuen und befördert diese in den Magen. Aufgrund der neurologischen Unreife kommt es bei Kindern innerhalb des ersten Lebensjahres zu vorübergehenden Relaxationen der beiden Ösophagussphinkter und damit zu einem entwicklungsbedingten gastroösophagealen Reflux.

Beachte

Aus dem im Säuglingsalter physiologischen gastroösophagealem Reflux kann sich im Verlauf auch eine gastroösophageale Refluxkrankheit entwickeln. Diese äußert sich u. a. durch Schluckstörungen oder Schleimhautläsionen und tritt häufig bei Kindern mit neurologischen Grunderkrankungen auf.

Der obere Ösophagussphinkter verhindert als natürliche Barriere einen ösophagealen Reflux während der retrograden ösophagealen Aktivität sowie eine Insufflation von Luft, Aerophagie, durch den negativen intrathorakalen Druck während der Einatmung (Lau 2018). Mit der kindlichen Entwicklung verbessert sich einerseits die Synchronisation des oberen Ösophagussphinkter, des Ösophagus und des unteren Ösophagussphinkter; andererseits reifen die Funktionen der beiden Sphinkter, der Rachenmuskeln und der peristaltischen Wellenbewegungen des Ösophagus selbst (Lau 2018). Somit kann der Bolus sicherer, schneller und effizienter vom Rachen in den Ösophagus und schließlich in den Magen weitergeleitet werden.

1.1.3 Frühkindliche orale Reaktionen

Die frühkindlichen oralen Reflexe und Reaktionen (▶ Tab. 1.2) sind durch ihre Bedeutung für Nahrungssuche, Nahrungsaufnahme und Eigenschutz im Hinblick auf das Wachstum und das Gedeihen des Neugeborenen essenziell. Aber auch in der Behandlung frühkindlicher Schluckstörungen ist das Erkennen und Verstehen der oralen Reflexe relevant. Die Abwesenheit oder das persistierende Bestehen von oralen Reflexen können eine Dysfunktion des zentralen Nervensystems anzeigen (Modrill und Tadi 2021). Frühkindliche Reflexe sind reproduzierbare Reaktionsmuster auf gezielte Reize von außen. Inzwischen hat sich der Begriff der oralen Reaktion mehr und mehr in der Literatur durchgesetzt. Im Gegensatz zum **Reflex** als eine unwillkürliche, stets gleichartige Antwort auf einen Reiz, wird unter einer **Reaktion** ein veränderbares koordiniertes Bewegungsmuster auf einen Reiz verstanden. Einige dieser Reaktionen können bereits vor der Geburt nachgewiesen werden. Schon im Mutterleib saugt und schluckt das Ungeborene Fruchtwasser (Arvedson und Lefton-Greif 2020):

1

Tab. 1.2 Frühkindliche orale Reaktionen und Reflexe in Anlehnung an Frey 2011, Biber 2014

Reflex/ Reaktion	Reiz	Reaktion	Bedeutung	Alter
Rooting- oder Suchreaktion	Streichen oder Berühren von Wange oder Mundwinkel	Kind dreht Kopf in Richtung Reiz und öffnet Lippen	Auffinden der Nahrungsquelle	30. SSW bis 3.–4. LM
Saugreaktion	Berühren der Lippen und des vorderen Zungendrittels	Kind spitzt Lippen und saugt	Transport von flüssiger Nahrung, Beruhigung	bis 4. LM
Schluckreaktion	Reiz am Gaumenbogen, Zungengrund, Rachenhinterwand	Kind schluckt	sicheres Befördern von Speichel oder Nahrung, Reinigung	lebenslang
Hustenreaktion	Stimulation im Larynx und subglottisch	Kind stößt Luft explosionsartig aus	Schutz der Atemwege, Reinigung	postnatal
Würgereaktion	Berührung der Zunge, später Zungengrund oder Rachenhinterwand	Kind öffnet Mund und bewegt Kopf, Mundboden und Zunge nach vorn, Rachen kontrahiert, Gaumenbögen und hinteres Zungendrittel heben sich	Entfernung von Fremdkörpern, Schutz vor unverdaulicher Nahrung	ab ca. 26.–27. SSW, mit ca. 6 LM Abnahme und Rückverlagerung
Zungenprotrusion	Berühren der Vorderzunge	Kind streckt Zunge nach vorn	Vorbereitung auf das Essen, Bolusaufnahme	38.–40. SSW, bis 4.–6. LM
transversale Zungenreaktion	Bestreichen der Zungenränder	Zunge bewegt sich in Richtung Reiz	Vorbereitung auf Lateralbewegungen der Zunge	28. SSW bis 6. LM
phasische Beißreaktion	Berührung des Zahnfleisches	Kind öffnet und schließt den Unterkiefer rhythmisch	erstes Bewegungsmuster für laterale Zungenbewegungen beim Kauen	28. SSW bis 9.–12. LM

- Bereits ab der 13. Schwangerschaftswoche (SSW) sind Schluckbewegungen zu erkennen (Van den Engel-Hoeck 2008, Schwemmle und Arens 2021).
- Ab der 20. SSW saugt das Embryo an seinen Fingern.
- Zungenbewegungen nach vorn und zurück sind ab der 28. SSW zu beobachten.
- Ab der 34.–37. SSW kann das Kind nutritiv saugen.

Im Rahmen der Hirnreifung werden diese Reaktionen allmählich in willkürlich steuerbare Bewegungsmuster umgewandelt.

Nährendes Saugen unterscheidet sich vom **nicht-nährenden Saugen.** Während des non-nutritiven Saugens ist die Saugfrequenz mit 2-mal pro Sekunde deutlich höher (Hübl 2018). Der Säugling schluckt nach ungefähr 6–8-mal saugen. Das non-nutritive

Saugen dient der Beruhigung. Beim nutritiven Saugen sinkt die Saugfrequenz auf 1-mal pro Sekunde. Hier ist die Koordination von Saugen, Schlucken und Atmen entscheidend. Diese Koordination entwickelt sich in den ersten Lebensmonaten, indem die anfänglich noch separierten Funktionen Atmen, Saugen und Schlucken allmählich gekoppelt und v. a. die Atmung in den Saug-Schluck-Ablauf integriert werden (Hübl 2018). In den ersten drei Lebensmonaten ist das Trinkverhalten unterteilt in kontinuierliche und intermittierende Saugphasen. Der individuelle Saugrhythmus besteht aus mehreren Saugbewegungen, die zu Saugepisoden zusammengefasst werden, und Saugpausen. Durch positiven intraoralen Druck wird die Brustwarze oder der Flaschensauger komprimiert und mittels negativem intraoralen Druck wird – unterstützt durch Ober- und Unterkiefer sowie Zunge – Sog aufgebaut (Glass und Wolf 1999). Durch dieses aufeinander abgestimmte Zusammenwirken von Sog und Kompression kann der Säugling die Brust oder Flasche optimal entleeren.

Beachte
Häufig gelingt es dem Säugling trotz guter Kompression von Brust oder Flaschensauger nicht, auch entsprechend Sog aufzubauen und die ausreichende Milchmenge zu trinken. Vor allem Kinder mit Lippen-Kiefer-Gaumenspalte benötigen Unterstützung für den Sogaufbau.

Das Saugen, die Suchreaktion, Beißreaktion, Palmomentalreaktion und Zungenprotrusion sind temporäre Mundreaktionen. Bestehenbleibende Reaktionen sind das Husten, Würgen, Schlucken sowie die transversale Zungenreaktion.

Saugreaktion

In den ersten beiden Lebensmonaten läuft das Trinken bei gesunden Neugeborenen aufgrund der angeborenen Saugreaktion (Saugreflex) automatisiert ab. Etwa zwischen dem 2. und 4. Lebensmonat kommt es zum Abbau dieser angeborenen Saugreaktion, sodass sich ein willentliches Saugmuster entwickeln kann (Aswathanarayana, Hübl und Frank 2021, Hübl 2018). Beim Trinken an der Brust öffnet der Säugling seinen Mund weit und saugt die Brustwarze bis an den hinteren Teil des Gaumens. Unterkiefer, oberer Zahndamm, Lippen, der harte Gaumen und die Wangen unterstützen die Kompression der Brustwarze und helfen, die Brust zu entleeren (Ahn und Musso 2018). Durch Stimulation der Lippen und tieferliegender Areale in der Mundhöhle wird der Schluckvorgang ausgelöst. In den ersten drei Lebensmonaten unterscheidet das Kind noch nicht zwischen flüssigen und festen Konsistenzen (Derkay und Schechter 1998). Für beide Konsistenzen würde es das gleiche Saugmuster anwenden. Saugen stellt die einfachste Form von Befriedigung dar (Stadelmann 2005).

Rooting- oder Suchreaktion

Durch Streichen oder Berühren von Mund oder Wangen dreht das Kind seinen Kopf in Richtung Reiz und öffnet den Mund. Diese Reaktion ist für das Finden der Milchquelle und das Saugen erforderlich und überlebenswichtig (Yoo und Mihaila 2021). Das Kind zeigt diese Reaktion im Alter von 28 Schwangerschaftswochen bis hin zu 4–6 Lebensmonaten.

Phasische Beißreaktion

Bei Berührung des Zahnfleisches bewegt das Kind seinen Unterkiefer rhythmisch auf und ab. Diese Reaktion zeigt sich im Alter von 28 Schwangerschaftswochen bis hin zu 12 Lebensmonaten und bereitet erste Kaufunktionen vor.

Palmomentalreaktion
Werden der Daumen- oder Kleinfingerballen beklopft bzw. die Handinnenflächen berührt, kontrahieren sich die Kinnmuskeln beidseitig oder gleichzeitig. Diese Reaktion erleichtert die Handbewegung zum Mund. Sie lässt sich physiologisch ab der Geburt bis zum 3. Lebensmonat auslösen (Frey 2011).

Zungenprotrusion
Nach Berührung der Vorderzunge streckt das Kind die Zunge aus dem Mund heraus. Diese Reaktion ist im Alter von 38 Schwangerschaftswochen bis hin zu 4–6 Lebensmonaten physiologisch, bildet sich aber danach zur Ermöglichung einer Kostabnahme vom Löffel zurück.

Hustenreaktion
Die Hustenreaktion entwickelt sich erst im Laufe des 1. Lebensjahres. Laryngeale Chemoreflexe schützen die tieferliegenden Atemwege vor Eindringen von Nahrung oder Speichel. Durch die Reifung bilden sich schnelles Schlucken und Apnoen zurück. Das Husten und der laryngeale Verschluss u. a. durch die Epiglottis treten als Schutzfunktionen vor einer Aspiration im Laufe des 1. Lebensjahres in den Vordergrund (Rommel et al. 2003).

Würgereaktion
Die Würgereaktion schützt das Kind vor Fremdkörpern im Mundraum. Wenn das Neugeborene saugt, wird die Würgereaktion unterdrückt. Erst bei Müdigkeit und/oder Sättigung tritt die Würgereaktion wieder stärker hervor. Ausgelöst wird diese bei Kindern bereits durch Berührung oder Stimulation der vorderen Anteile von Gaumen, Kieferrand oder Zunge. Zunge, Kiefer und Kopf bewegen sich nach vorn und der Rachen kontrahiert, um Fremdkörper aus dem Mund zu befördern (Van den Engel-Hoek 2008). Während des 1. Lebensjahres verlagern sich die auslösenden Bereiche im Mund nach hinten und die Würgereaktion erfolgt seltener.

Schluckreaktion
Das Schlucken beim Neugeborenen ist unmittelbar mit dem Saugen gekoppelt. Durch Stimulation am Zungengrund, an den Gaumenbögen und/oder der Rachenhinterwand wird die Schluckreaktion ausgelöst. Die Schluckreaktion bleibt lebenslang bestehen (Von Frankenberg 2015).

Beachte
Das Schlucken wird unmittelbar vom Saugen getriggert. Ohne vorheriges Saugen ist das Schlucken mit erhöhten Aspirationsrisiken verbunden.

Transversale Zungenreaktion
Durch Berührung der Zungenränder bewegt das Kind seine Zunge seitlich in Richtung des gespürten Reizes. Diese Reaktion zeigt sich im Alter von 28 Schwangerschaftswochen bis hin zu 6 Lebensmonaten. Sie ist Voraussetzung für folgende laterale Zungenbewegungen bei festeren Konsistenzen.

1.1.4 Entwicklung gesamtkörperlicher Funktionen

In Abhängigkeit von der Reifung des zentralen Nervensystems entwickeln sich wichtige Funktionen nach genetisch vorbestimmten Mustern und durch Reize aus der Umwelt. Die Aufrichtung gegen die Schwerkraft, Gleichgewichtskontrolle und Differenzierung von Bewegungen bilden die Grundlage für die statomotorische Entwicklung. Ebenso entscheidend für jede Bewegung und motorisches Lernen ist die Haltungskontrolle, d. h. die Fähigkeit des Körpers, die Position im Raum aufgabenorientiert zu kontrollieren sowie sich in einer gegebenen Position stabil zu halten (Türk, Söhlemann und Rummel 2020). Im Neugeborenenalter werden u. a. auch Voraussetzungen für die Sprachentwicklung geschaffen, wenngleich sich Sprachverständnis und Sprachproduktion erst viel später entwickeln. Das Neugeborene nimmt bereits Kontakt mit seiner Umwelt auf und versucht mit seinen Bezugspersonen zu kommunizieren. Auch für die emotionale, kognitive und sensomotorische Entwicklung werden frühzeitig schon die Grundlagen geschaffen (Ferreira et al. 2020).

Im wachen Zustand befindet sich ein Säugling meist in Beugehaltung. Die Arme liegen angewinkelt neben dem Oberkörper. Die Hände sind zeitweise geschlossen und teils geöffnet. Der Kopf bewegt sich meist zur Seite und der Körper folgt der Drehung im Ganzen, d. h. en bloc (Flehmig 2007). Der gesunde einmonatige Säugling schreit bei Hunger oder Müdigkeit. Durch Stillen oder Füttern, Aufnehmen, Streicheln, Körperwärme oder Hören eines bekannten Stimmklanges beruhigt er sich. Der Säugling zeigt im **1. Lebensmonat** wenig mimische Bewegungen und blickt nur kurzfristig die Bezugsperson oder sich bewegende Gegenstände an. Einige Kehlkopflaute können unwillkürlich phoniert werden.

Ab dem **2. Lebensmonat** befindet sich der Säugling meist noch in Beugehaltung, streckt sich aber schon besser. Der Kopf kann auf beide Seiten bewegt werden und liegt meist auf der bevorzugten Seite. Der Körper ist aber insgesamt in symmetrischer Position. Nun bildet der Säugling schon verschiedene Töne und Laute. Zeitweise kann er mit Stimme lachen und gurren. Das Kind baut nach Ansprache Kontakt zu seiner Umgebung auf und reagiert mit Lächeln oder Beobachten auf Gesichter und visuelle Reize.

Im **3. Lebensmonat** kann der Säugling symmetrisch auf dem Rücken liegen. Wenn er sich nach beiden Seiten drehen möchte, geschieht dies nicht mehr en bloc, sondern beginnend rotierend. Dabei ist es dem Kind möglich, mit Hilfe einer asymmetrischen Körperhaltung in eine andere Position zu wechseln. Insgesamt sind schon mehr Streckmuster zu beobachten. Der Säugling wendet seinen Kopf bei Ansprechen in Richtung Bezugsperson. Er lächelt und lacht stimmhaft, gurrt oder phoniert Reibelaute. Durch differenzierteres Schreien zeigt das Kind verschiedene Stimmungslagen an. Gesichter oder Gegenstände werden sehr genau beobachtet und mit den Augen oder Kopfdrehung verfolgt. Nach und nach werden die Bewegungen differenzierter und koordinierter.

Der Säugling dreht sich im Alter von ca. **3–5 Lebensmonaten** aus der Rückenlage von einer Seite auf die andere und kann seinen Kopf unabhängig vom Rumpf in beide Richtungen wenden. Er kann in stabiler Positionierung mit beiden Händen im Palmargriff nach Gegenständen greifen und führt diese zum Mund. Die Hand-Mund-Koordination entwickelt sich. Durch die beginnende Rumpfstabilität wird das Sitzen vorbereitet. Mit der 1. Lallphase werden auch die stimmlichen Äußerungen und Lautbildungen differenzierter. Das Kind bildet neue Lautverbindungen, Silbenketten und probiert für sich spielerisch seine Stimme aus.

Im Alter von **6–8 Lebensmonaten** verbessern sich die Kopfkontrolle und Rotation sowie das Gleichgewicht in Rücken- und Bauchlage immer mehr. Das Kind dreht sich auf den Bauch und präferiert diese Position. Es lernt, in die Sitzposition zu wechseln und sich durch Robben und später Krabbeln fortzubewegen. Gegenstände werden angeschaut und von einer Hand in die andere gegeben. Das Kind ertastet mit Händen und Füßen unterschiedliche Materialien und Oberflächen. Auch die Füße und Zehen werden gern in die Hand genommen und an oder in den Mund bewegt. Die Koordination zwischen Händen, Füßen und Mund entwickelt sich weiter. Das Kind beginnt, in der 2. Lallphase sprachliche Laute nachzuahmen und phoniert unterschiedliche Silben bis hin zu Silbenverdopplungen. Bei Geräuschen wendet es sich in die entsprechende Richtung.

Bis zum **1. Lebensjahr** lernt das Kind freies Sitzen und Stehen, krabbelt viel und zieht sich bis zum freien Stand nach oben. Manche Kinder laufen wenige Schritte an Möbeln entlang oder an den Händen geführt. Das Kind greift Gegenstände im Pinzettengriff mit sicherer Hand-Hand-Koordination. Nun hat das Kind auch gelernt, selbstständig einen Becher, eine Tasse, einen Löffel sowie Fingerfood zu halten und für das Essen oder Trinken koordiniert zu führen. Erste sinnbezogene Wörter wie „Mama" oder „wau-wau" werden gebildet, Aufforderungen verstanden und der Stimmklang laut und leise moduliert. Auch wenn wichtige Entwicklungsschritte in individuell unterschiedlicher Geschwindigkeit und Ausprägung bewältigt werden, ist es von Bedeutung, *dass* das Kind diese Schritte auch unter Beachtung des Entwicklungsalters meistert. Die gesamtkörperliche Entwicklung ist demnach Voraussetzung für ein sicheres sowie eigenständiges Essen und Trinken.

2 Diagnostik

2

2.1 Allgemeines zur Diagnostik

Die Definitionen innerhalb des Themenfeldes Schluckstörungen bei Kindern werden häufig uneinheitlich verwendet. Im angloamerikanischen Sprachraum umfasst der Begriff *„feeding and swallowing disorder"* mehrere Störungsbilder. Für die Diagnostik und Therapie ist die differenzierte Betrachtung von kindlichen Schluckstörungen, Trinkschwächen, Saugschwächen, orofazialen Störungen oder Fütterstörungen aber entscheidend.

Eine **kindliche oder pädiatrische Dysphagie** beinhaltet eine Störung der Aufnahme, Verarbeitung und im Transport von Nahrung und/oder Speichel, bedingt durch angeborene oder erworbene Erkrankungen oder Verhaltensmuster (Geißler und Winkler 2010). Je nach Störungsschwerpunkt lässt sich die kindliche Dysphagie in eine oropharyngeale und ösophageale Schluckstörung einteilen. Bei schweren Dysphagien können Residuen, Penetration und/oder Aspiration die Folge sein. Im ICD-Code existiert bisher keine eigenständige Kennzeichnung der kindlichen Dysphagie. Unter R13.0 ist die *Dysphagie mit Beaufsichtigungspflicht bei der Nahrungsaufnahme oder bei Trachealkanülenversorgung ohne Altersbegrenzung* aufgeführt.

Die **Trinkschwäche** kennzeichnet die Unfähigkeit eines Säuglings, seinen Kalorienbedarf durch die orale Nahrungsaufnahme zu decken, meist bedingt durch einen Mangel an Kraft und Ausdauer beim Trinken (Brodisch und Hübl 2020). In der Regel treten keine Aspirationen auf und die Schluckreaktion ist uneingeschränkt. Ursachen hierfür können in einer unreifen Koordination von Saugen, Schlucken und Atmen, in einer orofazialen Hypotonie oder in einem unvollständigen Mundschluss liegen.

Im Gegensatz dazu wird die **Saugschwäche** auf eine unzureichende Saugfunktion und -reaktion zurückgeführt. Der Säugling saugt nur schwach oder nicht. Eine Teil- oder Vollsondierung über eine Ernährungssonde ist erforderlich, um den Kalorienbedarf zu decken und das Gedeihen zu ermöglichen. Im ICD-Code sind die Trink- und Saugschwäche synonym unter P92.0 *Ernährungsprobleme beim Neugeborenen* mit P92.2 *Trinkunlust* beim Neugeborenen oder P92.5 *Schwierigkeit beim Neugeborenen bei Brusternährung* leider nur sehr allgemein formuliert. Die Code-Ziffern P92.8 *sonstige Ernährungsprobleme* und P92.9 *Ernährungsproblem beim Neugeborenen,* nicht näher bezeichnet, lassen ebenfalls keine detaillierte Beschreibung zu.

Fütterstörungen im frühen Kindesalter (F98.2) bezeichnen laut ICD10-Code Störungen der Nahrungsaufnahme mit Beginn vor dem 6. Lebensjahr und einer Dauer von mehr als 4 Wochen. Sie sind nicht durch eine zusätzliche organische Erkrankung zu erklären. Die pädiatrischen Fütterstörungen bezeichnen nach einem Konsensuspapier von Goday et al. eine gestörte und nicht altersgemäße orale Nahrungsaufnahme, die mit einer Dysfunktion medizinischer, ernährungsphysiologischer und/oder psychosozialer Faktoren sowie der Trinkkompetenzen einhergeht (Goday et al. 2019). Das Kind verweigert Nahrung oder zeigt ein äußerst wählerisches Essverhalten bei ausreichendem Nahrungsangebot und kompetenten Betreuungspersonen (ICD-Code 2021). Nach stationären Aufenthalten und den damit verbundenen medizinischen Eingriffen wie Sondierung, Operationen oder oralem Absaugen können sich posttraumatische Fütterstörungen entwickeln (Wilken und Jotzo 2011). Auch aus primären Schluckstörungen kann sich im Verlauf eine sekundäre Ablehnung gegenüber oraler Nahrungsaufnahme aufbauen.

Die Definitionen für pädiatrische Ernährungsstörungen werden fortlaufend diskutiert und im Hinblick auf eine international einheitliche Nomenklatur in Forschung, Lehre, Diagnostik und Therapie angepasst (Goday et al. 2019).

2.2 Logopädische Diagnostik

Die **klinische Schluckuntersuchung** bei frühkindlichen Ernährungsschwierigkeiten besteht aus einer umfassenden Anamneseerhebung, einer Ruhe- und Funktionsbeobachtung sowie einer Beobachtung der Fütter- oder Essenssituation (Winkler 2021, Aswathanarayana, Hübl und Frank 2021). Sie bildet die Grundlage für die Formulierung von Therapiezielen und weist auf eine mögliche Notwendigkeit apparativer Schluckverfahren hin.

2.2.1 Anamnese

Die **Anamnese** frühkindlicher Dysphagie und Trinkschwäche setzt sich zusammen aus einer Erhebung klinisch-relevanter medizinischer Daten sowie fütterungs- und schluckbezogener Daten. Trink- und Ernährungsgewohnheiten werden unter Berücksichtigung des sozialen und familiären Umfelds erfasst. Je nach Kontext und Situation sammelt der Therapeut Informationen über das Kind und seine individuelle Symptomatik vor Ort im Krankenhaus im Austausch mit den medizinischen Fachkräften oder holt diese Informationen ein. Anamnestische Fragebögen, die vor dem Erstkontakt von den Bezugspersonen im häuslichen Bereich ausgefüllt werden können (Morris und Klein 2001), sind sehr hilfreich. Außerdem ist es sinnvoll, im Vorfeld wichtige ärztliche, therapeutische oder pädagogische Berichte anzufordern, um das Anamnesegespräch entsprechend vorbereiten zu können.

Fragen während der Anamnese

- Gab es vor oder während der Geburt bereits Auffälligkeiten oder Komplikationen?
- Welche Beschwerden liegen derzeit in Bezug auf Ernährung, Atmung oder Entwicklung vor?
- Wann haben die Ernährungsbeschwerden begonnen und wie lange halten diese schon an?
- Sind Erkrankungen des Magen-Darm-Traktes, Unverträglichkeiten, Atemwegserkrankungen, Hals-Nasen-Ohren-Erkrankungen, Herzerkrankungen, genetische oder neurologische Erkrankungen bekannt? Wenn ja, welche?
- Wie schläft das Kind? Wie ist der Schlaf-Wach-Rhythmus?
- Gibt es Probleme mit dem Stuhlgang?
- Wie reagiert das Kind auf Geräusche, Berührungen, Reize über das Sehen oder die Tiefensensibilität?
- Wie sind Hören und Sehen entwickelt?
- Wie kommuniziert das Kind? Gibt es Auffälligkeiten beim Weinen oder Stimmklang?
- Welche Medikamente nimmt das Kind ein?
- Wird das Kind gestillt oder mit der Flasche gefüttert? Wer füttert das Kind bei Flaschenfütterung?
- Welche Art von Nahrung nimmt das Kind derzeit zu sich?
- Welche Position ist günstig für Kind und Eltern?
- Welche Hilfsmittel oder Utensilien werden zur Nahrungsaufnahme benutzt?
- Wie lange dauert eine Mahlzeit gewöhnlich?

2

- Wieviel Nahrung und Flüssigkeit nimmt das Kind ungefähr pro Mahlzeit zu sich?
- Wird das Kind vollständig oder teilweise über eine Ernährungssonde ernährt und wenn ja, wie lang?
- Spuckt das Kind häufig und wenn ja, wie viel und zu welchem Zeitpunkt?
- Sind beim Kind Husten, eine gurgelige Stimme, Atemveränderungen, erhöhter Herzschlag oder andere Stresssignale während oder kurz nach einer Mahlzeit zu beobachten?
- Wie ist die Familiensituation? Sind die Mahlzeiten für Kind und Familie belastend?
- Welche Wünsche haben die Eltern oder Bezugspersonen in Bezug auf die Therapie?

Eine Aufstellung von Aspekten zur Erhebung der medizinischen sowie der Familien- und Fütteranamnese finden sich bei Schwemmle und Arens (2021), Rappazzo und Turk (2018), Aswathanarayana (2011) und Van den Engel-Hoeck (2008). Eine gute Grundlage für die Anamnese stellt das Zusatzmodul „Anamnese bei Kindern mit Schluck- und Fütterstörungen" (Winkler 2014) dar.

Im Anamnesegespräch ist es sinnvoll, sich genügend Zeit zu nehmen und eine ruhige Atmosphäre zu schaffen. Zum Beispiel hilft es, das Telefon lautlos zu stellen, ein Informationsschild an die Patiententür zu hängen und nach dem Erstkontakt noch etwas Zeit bis zum nächsten Patienten in der weiteren Tagesplanung freizuhalten. So können Therapeut und Elternteil in Ruhe eine vertrauensvolle Beziehung aufbauen. Ziel des ersten persönlichen Gespräches ist es nicht nur, Hypothesen hinsichtlich einer Gefährdung durch die Schluckstörung aufzustellen und einen Behandlungsplan zu entwickeln. Nicht umsonst heißt es im medizinischen Berufsfeld: „Eine gute Anamnese ist oft schon die halbe Diagnose". Es geht auch um das Erkennen von Ressourcen und Bedürfnissen seitens des Kindes und seiner Bezugspersonen und die Ermittlung von Grenzen in der Therapie.

2.2.2 Ruhebeobachtung und funktionelle Untersuchung

Die Ruhebeobachtung und funktionelle Untersuchung können am besten kurz vor dem Füttern durchgeführt werden. Die orale Reflexaktivität ist zu diesem Zeitpunkt besonders stark ausgeprägt und das Kind noch nicht ermüdet. Der Therapeut überprüft und beschreibt Wachheit und Bewusstsein, Vorkommen und Ausprägungsgrad oralmotorischer Reaktionen, die Körperspannung im orofazialen Bereich, Atmung, Haltung, anatomische Auffälligkeiten sowie Reaktionen auf Berührungen in Mund und Gesicht (▶ Tab. 2.1). In jedem Fall ist der individuelle kindliche Entwicklungsstand mit Blick auf Grunderkrankung und das alterskorrigierte Alter zu berücksichtigen. Das bedeutet, ein zu früh geborenes und/oder komplex krankes Neugeborenes bewältigt Entwicklungsschritte nicht in dem Maße und der Zeit wie ein gesundes, zum Termin geborenes Kind. Es hat gemäß seinem physiologischen Alter einen bestimmten zu erwartenden Entwicklungsstand vielleicht noch nicht erreichen können.

2.2.3 Trinkbeobachtung

Während der Fütter- oder Trinkbeobachtung ergibt sich die Möglichkeit, das Kind und seine Bezugspersonen hinsichtlich der vertrauten Fütterposition, -technik oder der Strategien im Umgang mit Trinkschwierigkeiten kennenzulernen. Die Interak-

Tab. 2.1 Aspekte der Ruhebeobachtung und funktionellen Untersuchung (in Anlehnung an Aswathanarayana 2011, Van den Engel-Hoek 2008)

Ruhebeobachtung	Funktionelle Untersuchung
Haltung, Tonus und Bewegungsmuster	ganzkörperlicher und orofazialer Tonus
Atmung	Asymmetrie/Symmetrie Gesicht, anatomische Abweichungen
Vigilanz und Aufmerksamkeit	Lippen- und Kieferbewegungen, Mundschluss
Aktivität	Speichelmanagement
Reaktion auf sensorische Stimulation	Zahn- und Schleimhautstatus
Selbstregulation und Selbstberuhigung	Zungenruhelage und Zungenbewegungen
Eltern-Kind-Interaktion	Aussehen des Gaumens (Form, Höhe)
	oralmotorische Reaktionen und Reflexe
	non-nutritives Saugen
	Stimmklang

tion zwischen Kind und der fütternden Person lässt sich am besten in der gewohnten Umgebung beobachten. Das Kind wird zur Beobachtungssituation so gefüttert oder gestillt, womit alle Beteiligten bisher gute Erfahrungen gemacht haben. Im späteren Verlauf ist es sinnvoll, als Schlucktherapeut auch hin und wieder selbst zu füttern. Dabei kann man die Fähigkeiten und Bedürfnisse des Kindes besser erfassen und z.B. Veränderungen im Hinblick auf Körpertonus, Atem-Schluck-Koordination oder Trinktempo leichter wahrnehmen (Morris und Klein 1995). Danach ist es möglich, neue Behandlungsmöglichkeiten anzuknüpfen und einen entsprechenden Fütterungsplan gemeinsam mit den Bezugspersonen zu erstellen. Der Therapeut achtet im Allgemeinen auf die Dauer der Mahlzeit, die Interaktion zwischen Bezugsperson und Kind während des Fütterns oder Stillens, die Reaktionen des Kindes während des Trinkens, die eingesetzten Trink- und Fütterpositionen und die Trinkmenge je Mahlzeit.

Der Therapeut achtet während der Trinkbeobachtung auf folgende Aspekte (▶ Tab. 2.2):

Nicht allein die Trinkmenge und -quantität der Mahlzeit sind von Bedeutung, sondern v.a. die Trinkqualität. So können auch geringe Mengen, die das Kind ohne Überforderung und/oder Stresssignale bei einer Mahlzeit trinkt, selbst ein Erfolg in der Therapie und Motivation für die fütternde Person sein. Unter Stresssignalen werden u.a. Stirnrunzeln, Nasenflügeln, japsende Atemgeräusche, Überstrecken, Weinen oder auch plötzliches Einschlafen verstanden. Veränderungen der Atmung, der Stimmqualität, Husten, Würgen und nasale Penetration während oder nach dem Trinken und Schlucken zeigen möglicherweise eine Gefährdung der Schlucksicherheit an.

2.2.4 Untersuchungs- und Fragebögen

Im deutschsprachigen Raum existieren bisher wenige standardisierte Untersuchungsbögen zur klinischen Diagnostik kindlicher Schluckstörungen und einer Trinkschwäche. Diese Instrumente basieren häufig auf angloamerikanischen

Tab. 2.2 Items der Trinkbeobachtung adaptiert nach Rappazzo und Turk (2018)	
Nahrung	• Zeitpunkt der Einführung oraler Ernährung • Art und Konsistenz der Nahrung
Methode	• Brust- und/oder Flaschenfütterung • Nachsondierung
Trinkmenge	• vorgeschriebene Trinkmenge pro Mahlzeit/Tag • erreichte Trinkmenge pro Mahlzeit/Tag • Frequenz der Mahlzeiten • Dauer der Mahlzeit
Haltung	• Haltung und Position des Kindes • Haltung und Position der fütternden Person
Hilfen	• Saugerform und -typ • Saugerfluss • Stillhilfen, Brusthütchen • Füttertechniken/Interventionen
Saugen	• Saugfunktion, Kompression – Sogaufbau • Mundschluss, Drooling • Saugrhythmus, Verhältnis Saugepisoden – Pausen • Koordination Saugen – Schlucken – Atmen • Ausdauer, Ermüdung
Signale	• Stresssignale während und/oder nach dem Trinken • Anzeichen für Penetration und/oder Aspiration
Verhalten	• Interaktion zwischen fütternder Person und Kind, Kommunikation • Verhalten des Kindes nach der Mahlzeit

Befundsystemen. Die *European Society of Dysphagia (ESSD)* empfiehlt in ihrem Positionspapier von 2013 die Durchführung eines Screenings innerhalb der ersten beiden Lebensjahre zur Beurteilung von Ernährungsschwierigkeiten und zur Fütterbeobachtung. Da Frühgeborene eine höhere Prävalenz hinsichtlich Schluckstörungen aufweisen, sollte bei dieser Population routinemäßig ein Screening nach 6, 12 und 24 Monaten korrigierten Lebensalters erfolgen (ESSD 2013). Bei Verdacht auf eine Aspiration wird zusätzlich eine apparative Schluckdiagnostik empfohlen. Hilfreich könnte als Screeninginstrument das *Early Feeding Skills Assessment EFS* (Thoyre, Shaker und Pridham 2005) sein.

Weiterführende validierte Befundsysteme bei kindlichen Dysphagien sind laut Leitlinien der ESSD:

- *Neonatal Oral-Motor Assessment Scale NOMAS®* (Palmer, Crawley und Blanco 1993) mit präziser Beurteilung von Zungen- und Kieferbewegungen
- *Schedule for Oral-Motor-Assessment SOMA®* (Skuse et al. 1995) für Kinder ab 8 Lebensmonaten

Weitere Untersuchungsmöglichkeiten bieten:

- *Childhood Dysphagia Management Scale CDMS®* (Maybee et al. 2021)
- *Oral Feeding Skills Scale OFS* (Lau 2020)
- *Neonatal Eating Assessment Tool Neo-EAT®* (Frisk-Pados, Thoyre und Galer 2019)
- *Pediatric Functional Oral Intake Scale p-FOIS®* (Au-Yeung 2018)
- *Dysphagia Disorder Survey* (Sheppard, Hochmann und Baer 2014)
- *Pediatric Eating Assessment Tool Pedi-EAT®* (Thoyre et al. 2013)

Viele diese Untersuchungsprotokolle sind englischsprachig, kostenpflichtig und nur für eine bestimmte Population oder einen begrenzten Bereich anwendbar. Zur berechtigten Durchführung werden zudem Fortbildungen angeboten. Frei verfügbare Untersuchungsprotokolle aus der einschlägigen Fachliteratur lassen sich im klinischen Setting aber auch als Orientierungshilfe verwenden. So wurde beispielsweise die *Erfassung oralmotorischer Fähigkeiten und der Nahrungsaufnahme EOFN* auf Grundlage der *Oral-Motor and Feeding Evaluation* von Arvedson und Brodsky 2002 erstellt und etabliert (Stefke, Geißler und Winkler 2013, Arvedson und Brodsky 2002). Die EOFN ermöglicht eine detaillierte und zeitökonomische Befundung frühkindlicher Reflexe und Reaktionen, die Beurteilung anatomischer Besonderheiten wie z. B. Asymmetrien als auch der Flüssigkeits- und Nahrungsaufnahme. Bisher wurde die EOFN zunächst für Kinder im Alter von 3–16 Jahren mit klinischem Verdacht auf Schluck- oder Fütterstörung hinsichtlich Objektivität und Reliabilität untersucht, sie lässt sich aber auch für jüngere Kinder anwenden. Das *Kölner Befundsystem für Schluckstörungen bei Kindern KÖ.Be.S. Kids* (Genz und Birkmann 2016) ist für Kinder ab der Geburt bis zum 4. Lebensjahr geeignet. Es dient einer umfassenden Beschreibung und Beobachtung kindlicher schluckrelevanter Reaktionen und Parameter. Der Test lässt sich orientierend als Screening sowohl in Klinik als auch Praxis einsetzen, bildet aber keine Einteilung in Schweregrade ab und enthält keine Ernährungsanamnese.

2.3 Apparative Diagnostik

Kann die klinische Untersuchung spezielle Fragestellungen nicht ausreichend beantworten, ist die Indikation für die Durchführung einer apparativen Schluckdiagnostik gestellt. Eine mögliche Indikation wäre der Verdacht auf Aspiration einer oder mehrerer Konsistenzen oder die Überprüfung bestimmter Schluckmanöver und Trinkpositionen (Reynolds 2020). Es sollte jedoch immer eine Risiko-Nutzen-Abwägung stattfinden, um die Kinder und ihre Eltern nicht unnötig zu belasten und den Aufwand so gering wie möglich zu halten (Aswathanarayana, Hübl und Frank 2021). Unter Berücksichtigung der jeweiligen Vor- und Nachteile liefert entweder die FEES oder VFSS bei Kindern spezifische Ergebnisse (Cichero und Langmore 2006). Beide Verfahren sind komplementäre und sich ergänzende Methoden zur Erfassung der am Schlucken beteiligten Strukturen sowie des Bolustransports in Echtzeit (ASHA 2021, Huckabee et al. 2015). Sie gelten international als Goldstandard zur instrumentellen Detektion von Penetration und Aspiration (Dharmarathna et al. 2021). Aber auch nicht-invasive Verfahren der instrumentellen Schluckdiagnostik werden fortlaufend weiterentwickelt und hinsichtlich ihrer Validität und Reliabilität untersucht.

2.3.1 Videoendoskopie

Die **flexible fiberendoskopische Evaluation des Schluckens** (**FEES**) wurde durch die Sprachtherapeutin Susan E. Langmore und ihre Kollegen 1988 eingeführt und weiterentwickelt (Langmore 2003, Langmore, Schatz und Olsen 1991, Langmore, Schatz und Olsen 1988). Sie dient der Überprüfung anatomischer Strukturen sowie der Beurteilung der Schluck- und Kehlkopffunktionen. Die Durchführung und Auswertung der pädiatrischen FEES erfolgt im Tandem durch einen erfahrenen HNO-Arzt und Kinder-Schlucktherapeuten. Für die FEES stehen verschiedene Untersuchungsprotokolle mit einheitlichen Komponenten zur Verfügung (Armstrong et al. 2020,

2

Böckler 2016, Arens et al. 2015). Einige Autoren führen vor der eigentlichen Kostüberprüfung eine Leeruntersuchung durch, um neben der Erfassung der pharyngolaryngealen Morphologie auch die laryngealen Funktionen, Sensibilität und das Speichelmanagement untersuchen zu können (Schwemmle und Arens 2021, Böckler 2016). Bei einem unauffälligem Leerbefund und kooperativen Kind wird anschließend während einer weiteren FEES das nutritive Schlucken befundet. Die FEES während des Stillens, d. h. FEES-B, konnte bereits als Diagnostikmethode auf der Neonatologie, der NICU, in einer Pilotstudie mit wenigen Probanden hilfreiche Ergebnisse liefern. Alle Probanden waren während der FEES-B physisch stabil und die Frauenmilch konnte aufgrund der Reflexion gut beobachtet werden (Armstrong et al. 2020). Babys atmen ausschließlich durch die Nase und liegende nasogastrale Sonden könnten sich zusätzlich ungünstig auf die Durchführung und Auswertung der Schluckdiagnostik auswirken. Es sollte daher vor Untersuchungsbeginn bei jüngeren Kindern im Team erwogen werden, ob das kurzzeitige Entfernen einer liegenden nasogastralen Sonde bessere Resultate liefern könnte. Wichtig ist in jedem Fall die Videoaufzeichnung zur besseren Auswertbarkeit in Zeitlupe als auch zur Vergleichbarkeit mit vorliegenden oder nachfolgenden Befunden. Geeignet sind spezielle Säuglings- bzw. Kindervideolaryngoskope, z. B. Xion mit einem Durchmesser von 3,4 mm oder Olympus ENF V3 mit einem Durchmesser von 2,6 mm (Schwemmle und Arens 2021, Böckler 2016). Im Unterschied zu den Erwachsenen werden abhängig von Entwicklungsalter, Größe sowie motorischen Fertigkeiten die Konsistenzen beginnend bei flüssiger bis pürierter und/oder weicher Kost getestet. Bei älteren Kindern werden zusätzlich feste Konsistenzen überprüft. Bei Verdacht auf eine Aspiration ist das Überprüfen von angedickten nicht-pulmotoxischen Flüssigkeiten empfohlen. Das Kind liegt halb aufrecht in einer Baby- oder Sitzschale. Bei entsprechendem Entwicklungsstand kann es auch auf dem Schoß oder halbsitzend auf dem Arm der Bezugsperson positioniert werden. Dabei werden die Hände leicht festgehalten und der Kopf unterstützt. Nun wird das Kind mit durch Lebensmittelfarbe blau angefärbter flüssiger, pürierter, weicher und/oder fester Kost gefüttert.

Hinsichtlich der Befundauswertung existieren bisher wenige standardisierte und validierte Protokolle für Säuglinge oder Kinder. Die *Penetrations-Aspirations-Skala (PAS)* nach Rosenbek et al. (1996) kann u. a. aufgrund der anatomischen Unterschiede zu adulten laryngealen Strukturen (z. B. ist der Aditus laryngis noch nicht definiert) zwar nicht validiert angewendet werden, ermöglicht aber eine orientierende Beurteilung von Residuen, Penetration, Aspiration und Reinigung. Während die PAS die Schlucksicherheit beurteilt, lassen sich mittels der 5-stufigen *Yale Pharyngeal Residue Severity Rating Scale* die Schluckeffizienz und damit postdeglutitive Residuen erfassen (Neubauer, Hersey und Leder 2016, Neubauer, Rademaker und Leder 2015). Die Skala erlaubt dem Untersuchenden eine präzise Beurteilung von Lokalisation pharyngealer Residuen und deren Ausprägungsgrad. Die von Crary (2005) entwickelte *Functional Oral Intake Scale (FOIS)* wurde 2020 für Kinder im Alter von 0–16 Jahren als 5-stufige Skala *p-FOIS* validiert (Yi und Shin 2020, Yi und Shin 2019, Crary, Mann und Groher 2005). Die p-FOIS eignet sich zur Dokumentation der kindlichen Ess- und Trinkkompetenzen sowie der Effizienz therapeutischer Interventionen (▶ Tab. 2.3). Die Autoren empfehlen optimierend, dass neben der aufgenommenen Nahrungsmenge auch die Beständigkeit in der oralen Nahrungsaufnahme zur verbesserten Unterscheidung zwischen FOIS-Level 2 und 3 berücksichtigt wird. Die FEES scheint im Gegensatz zur VFSS über eine höhere Sensitivität und Genauigkeit hinsichtlich der Detektion von Penetration bei jüngeren flaschengefütterten Kindern auf der NICU zu verfügen (Armstrong et al. 2019).

Tab. 2.3 Functional Oral Intake Scale für Kinder (p-FOIS; in Anlehnung an: Yi und Shin 2020, Yi und Shin 2019, Schwemmle und Arens 2021)

Level	Kostaufnahme
Level 1	Non per os, orale Karenz
Level 2	Sondenernährung mit geringen Mengen oraler Nahrungs-/Flüssigkeitsaufnahme
Level 3	Sondenernährung und orale Nahrungs-/Flüssigkeitsaufnahme parallel, Teiloralisierung
Level 4	vollständige orale Ernährung mit Einschränkung bestimmter Konsistenzen (altersentsprechend)
Level 5	vollständige orale Ernährung ohne Einschränkung, Normalkost (altersentsprechend)

Auch bei gestillten Säuglingen hilft die FEES dabei, Penetration und/oder Aspiration aufzuzeigen und Strategien zu deren Vermeidung zu entwickeln. In einer Studie von Mills et al. (2021) konnte mit Hilfe der FEES eine optimale Stillpositionierung von Säuglingen mit Laryngomalazie gefunden werden. 23 Säuglinge mit Atemgeräuschen und Trinkschwierigkeiten wurden während des Stillens endoskopisch untersucht. In der anfänglichen Stillposition in Rückenlage kam es zu einer Atemwegsbeeinträchtigung, Husten, Würgen und prädeglutitiver Penetration und/oder Aspiration. Erst die Veränderung der Stillposition in die seitliche Halbbauchlage führte u. a. durch Vorverlagerung des Zungengrundes und reduzierten Milchfluss in die Sinus piriformes während der Saugpausen zu einer Verbesserung des Saugschlusses, der dynamischen Obstruktion des Atemwegs und deutlichen Reduktion des Aspirationsrisikos (Mills et al. 2021). Jedoch sind der FEES bei Kindern auch Grenzen gesetzt (▶ Tab. 2.4). Miller und Willging (2020) untersuchten in 7000 FEES-Untersuchungen Kinder im Alter von 2 Tagen bis ins junge Erwachsenenalter. Die pädiatrische FEES sollte hinsichtlich ihrer Indikation und Kontraindikation geprüft werden. So lassen sich zwar laryngopharyngeale Anatomie und Funktion, Schutzmechanismen, Sensibilität, Sekretmanagement, pharyngeale Schluckdynamik und Effizienz von Schlucktechniken oder -manövern überprüfen, aber die Kooperationsbereitschaft der Kinder ist aufgrund der anstrengenden Prozedur beim Einführen des Endoskops durch die Nase unterschiedlich ausgeprägt (Schwemmle und Arens 2021, Miller und Willging 2020). Vor allem bei jüngeren Kindern können beruhigende Maßnahmen, z. B. Reduktion der Personen im Untersuchungsraum, Halten durch familiäre Angehörige oder Ablenken durch Medien Ängsten vorbeugen (ASHA 2021).

2.3.2 Videofluoroskopie

Die Videofluoroskopie, d. h. *Videofluoroscopic Swallowing Function Study (VFSS)* ist eine radiografische Untersuchung des Schluckvorgangs zur Beurteilung funktioneller Veränderungen des Schluckens (Awounou und Stanschus 2009). Dieses Verfahren wurde durch die Sprachpathologin Jeri A. Logemann aus dem anfänglichen Barium-Breischluck abgewandelt und weiterentwickelt (Logemann 1993a, Logemann 1993b). Die VFSS wird ebenfalls im Tandem durch einen Kinder-Schlucktherapeuten und Kinder-Radiologen durchgeführt und ausgewertet. Das Baby ist in optimaler Fütterposition in einem speziell für die pädiatrische VFSS

2

Tab. 2.4 Vor- und Nachteile der FEES bei Kindern (in Anlehnung an Awounou und Stanschus 2009, Murray 1998, Reynolds 2020, Aswathanarayana, Hübl und Frank 2021, Schwemmle und Arens 2021)

Vorteile	Nachteile
unabhängig von Alter/Bewusstseinszustand	abhängig von Kooperation/Compliance
Bedside-Diagnostik, mobile Untersuchung	
unbegrenzte Wiederholbarkeit und Untersuchungsdauer	begrenzte Akzeptanz nach Einführen der flexiblen Optik durch die Nase, mögliche Traumatisierung durch invasive Methode, Festhalten des Kindes notwendig
Funktionsüberprüfung der Trachealkanüle	
Sensibilitätsprüfung möglich	Beurteilung der oralen Vorbereitungsphase und oralen Phase eingeschränkt
Beurteilung und Auswertung des Speichelschluckens und Sekretmanagements	nur indirekter Nachweis einer Aspiration bei „*White-Out*" während des Schluckens möglich
Überprüfung schlucktherapeutischer Manöver und Positionen	
Überprüfung von Entzündungen, Rötungen, Schwellungen oder anderen Schleimhautveränderungen	
Einsatz bei gestillten Kindern möglich	

entwickelten Stuhl positioniert, dem sog. *Multiple Application Multiple Articulation Sitz-System* (MAMA-Chair 2021). Auch hier ermöglicht die Videoaufzeichnung des Schluckablaufs in Zeitlupe oder im Bild-für-Bild-Modus eine präzise Analyse und kann für detaillierte Befundauswertungen, Übermittlung und Verlaufskontrollen herangezogen werden. Die VFSS wird nach dem *ALARA-Prinzip* durchgeführt, d. h. *as low as reasonably achievable* und damit so niedrig wie vernünftigerweise erreichbar, um die Strahlenexposition so gering wie möglich zu halten (Re et al. 2019). Als Kontrastmittel verwendet man speziell für die Untersuchung von Kindern erhältliches Barium, je nach Indikation und Fragestellung in flüssiger oder nektarartiger Konsistenz und Raumtemperatur, z. B. *Varibar*® oder *Isovist*® (Re et al. 2019, Martin-Harris et al. 2020, Holzapfel 2022). Fortlaufend werden neue Verfahren zur standardisierten Durchführung und Auswertung von VFSS-Untersuchungen entwickelt, so u. a. der *BaByVFSSImP*© für flaschengefütterte Babys (Martin-Harris et al. 2019). Dieser umfasst insgesamt 21 Pathomechanismen innerhalb der Bereiche Zungenbewegung, pharyngeale Schluckreflextriggerung, velopharyngeale Annäherung, Kehlkopfverschluss, Aspiration, pharyngealer Transport und Reinigungsfunktion.

Kontraindiziert ist die VFSS bei Kindern, die oral noch nicht ernährt wurden, eine Kontrastmittel- oder Barium-Allergie aufweisen, körperlich instabil und nicht transportfähig sind (Re et al. 2019, Ingleby, Bonilha und Steele 2021). Die folgende Tabelle (▶ Tab. 2.5) greift Vor- und Nachteile der VFSS bei Kindern auf.

Tab. 2.5 Vor- und Nachteile der VFSS bei Kindern (in Anlehnung an Cichero et al. 2000, Hiorns und Ryan 2006, Awounou und Stanschus 2009, Reynolds 2020)

Vorteile	Nachteile
unabhängig vom Alter durchführbar	keine Bedside-Diagnostik möglich, Transport zum Untersuchungsraum erforderlich
nicht-invasiv, bessere Akzeptanz und kein Festhalten des Kindes erforderlich	Untersuchungssetting und Kontrastmittel beeinflussen normales Schluckverhalten (untypische und starre Positionierung, Größe, Lautstärke und Umgebung der Geräte, Geschmack und Viskosität durch Kontrastmittel verändert)
alle Schluckphasen sicht- und beurteilbar	keine Beurteilung der Schleimhaut möglich
Aspiration von Kost direkt nachweisbar	Speichelaspiration nicht nachweisbar
Überprüfung schlucktherapeutischer Positionen und Manöver möglich (z. B. Chin down oder externes Pacing)	aufgrund Strahlenexposition begrenzte Untersuchungsdauer und eingeschränkte Wiederholbarkeit bei Verlaufskontrollen

2.4 Interdisziplinäre Diagnostik

Neben der Videoendoskopie und Videofluoroskopie stehen weitere objektive Verfahren zur Diagnostik von Dysphagien bei Kindern zur Verfügung. So können je nach Indikation und Verfügbarkeit Manometrie, Ultraschall, zervikale Auskultation, Szintigrafie, ph-Metrie oder Ösophagoskopie wertvolle Hinweise liefern (ASHA 2021). Die hochauflösende Manometrie bzw. High Resolution Manometrie (HRM) ermöglicht eine Darstellung von Druckveränderungen im Ruhezustand und während des Schluckens im Rachen, am oberen und unteren Ösophagussphinkter und in der gesamten Speiseröhre (Dysphagie.ch 2021, Pehl 2018). Sie ist indiziert u. a. bei Störungen der ösophagealen Schluckphase. Ein Katheter wird durch die Nase in den Rachen oder die Speiseröhre geführt und mehrere Drucksensoren messen Druckwerte vor, während und nach einem Schluck. Diese Werte werden digitalisiert und farblich dargestellt. Bei einer Drei- oder Mehrpunktmanometrie werden die Motilitätsabläufe dem jeweiligen Segment zugeordnet und so der pharyngoösophageale Druckablauf sowie der Bolustransit während des Schluckens sichtbar gemacht (Shubert et al. 2016). Tonische Druckverhältnisse im Ruhezustand der Speiseröhre werden in der Durchzugsmanometrie ermittelt (Knigge et al. 2014, Pehl 2018). Folgende vier Markierungen sind bei Kindern in der HRM zur Beschreibung der biomechanischen Abläufe relevant:

1. Rachenkontraktion und Zungenretraktionsbewegung
2. Tonus als durchschnittlicher Ruhedruckwert des oberen Ösophagussphinkter in mm Hg
3. Relaxationsbeginn des oberen Ösophagussphinkters
4. Dauer der Relaxation des oberen Ösophagussphinkters in Sekunden

(Knigge et al. 2019)

Um die Lage von Bolusanteilen sowie den Bolustransit zu detektieren, lässt sich die HRM mit einer Bioimpedanzmessung oder Videofluoroskopie kombinieren.

Ultraschall oder Ultrasound ist eine weitere vielversprechende, nicht-invasive objektive Methode zur Beschreibung von Schluckeffizienz und -sicherheit mit Potenzial gerade für pädiatrische Dysphagien (Allen et al. 2022, Allen et al. 2021). Ultraschall ist unabhängig vom Bewusstseinszustand und durch transportables Equipment am Patientenbett durchführbar. Durch einen kleinen Ultraschallkopf (z. B. Clarius™) wird der Schluckablauf entlang relevanter anatomischer Landmarken sichtbar gemacht. Somit kann die Verlagerung von Hyoid und Kehlkopf während des Schluckens von Speichel und/oder Kost beschrieben werden (Winiker et al. 2021a, ▶ Abb. 2.1).

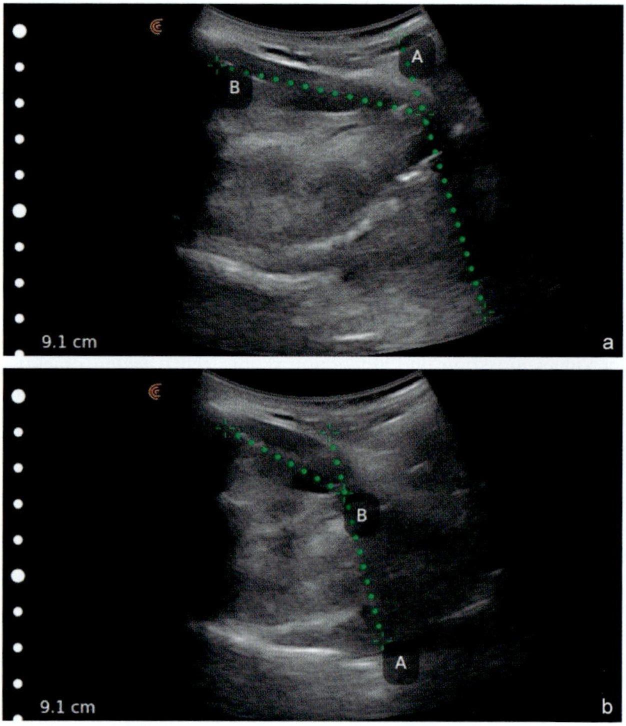

Abb. 2.1 Ultraschallkopfplatzierung am Hyoid und Kehlkopf [F981-002]

Erste Untersuchungen zeigen, dass Ultraschall die Nahrungsaufnahme zwar nicht unterbricht oder stört (Allen, Clunie und Winiker 2021). Die Reliabilität und Validität sind jedoch eingeschränkt. Grenzen in der Auswertbarkeit bestehen u. a. darin, dass weniger echogene Strukturen relevante schluckdynamische Prozesse nicht detailliert genug abbilden können und die derzeit eingesetzten technischen Geräte nicht präzise genug arbeiten (Allen, Clunie und Winiker 2021, Winiker et al. 2021a, Winiker et al. 2021b). Weitere nicht-invasive Verfahren wie die Messung von Schluckereignissen unter Nutzung von Sensoren (*Force-Sending Resistor Sensors*) konnten bisher wertvolle Hinweise liefern, die invasiven Verfahren Videofluoroskopie oder -endoskopie aber nicht ersetzen (Wang et al. 2021).

3 Therapie

3

3.1 Allgemeines zur Therapie

Die Therapie unterscheidet sich bei Kindern mit reifungsabhängigen Trinkschwierigkeiten im Gegensatz zu komplex kranken Früh- oder Neugeborenen. Auf Basis der klinischen und/oder apparativen Schluckdiagnostik sowie der interdisziplinären Diagnostik entwickelt der Therapeut gemeinsam mit Eltern und medizinischem Fachpersonal einen Behandlungsplan. Dieser umfasst ganzheitlich die wichtigsten Therapieziele zur Verbesserung der gesundheitsbezogenen Lebensqualität und Kommunikationsfähigkeit des Kindes. Bei komplex kranken Kindern besteht das oberste Ziel darin, eine möglichst gefährdungsfreie und sichere orale Nahrungsaufnahme zu erreichen sowie die individuelle Entwicklung bestmöglich zu fördern. Häufig zeigt das Kind bereits eine stark eingeschränkte Speichelschluckfunktion und ist u. U. regelmäßig absaugpflichtig. Hier muss in der Therapie zunächst an der Fazilitation und Stimulation elementarer oraler Reaktionen wie Suchreaktion, Saugen und Schlucken gearbeitet werden, bevor erste vorsichtige Trinkversuche planbar sind. International gibt es bisher keine klar definierte Zeit, ab wann mit Fütterversuchen bei Frühgeborenen begonnen werden kann. Während erste Erfahrungen an der Brust schon im Rahmen von z. B. Haut-zu-Haut-Kontakt oder Känguruhen frühzeitig stattfinden dürfen, werden Frühgeborene erst ca. ab der 32. postmenstruellen Schwangerschaftswoche mit der Flasche gefüttert. Die ersten Fütterversuche sollten individuell nach Rücksprache mit dem medizinischen Fachpersonal und bei entsprechend stabilem Gesundheitszustand des Neugeborenen stattfinden.

3.2 Elternberatung

Eltern von Frühgeborenen oder komplex kranken Neugeborenen sind schon längst nicht mehr nur Zuschauer oder Besucher auf der Neonatologie, sondern vielmehr aktive Versorger ihres eigenen Kindes. Wenn möglich, wird durch ein frühzeitiges Känguruhen oder direktes Bonding im Kreißsaal bereits eine stabile Eltern-Kind-Bindung aufgebaut (Messall, Schuppke und Rist 2021). Eltern werden von Anfang an direkt in die pflegerischen Tagesabläufe mit eingebunden und unterstützt, ihr Kind zu wickeln, zu lagern und zu füttern. Da Trinkschwierigkeiten oder Schluckstörungen heterogen verursacht sind, ist ein multidisziplinäres Vorgehen gemeinsam mit den Eltern bzw. Bezugspersonen für eine bestmögliche Gesundheit, Schlucksicherheit, psychosoziale Entwicklung, Wachstum und Gedeihen entscheidend (Gosa et al. 2020). Logopäden bzw. Schlucktherapeuten unterstützen neben dem medizinischen Personal auf der Neonatologie und im ambulanten Setting die Kommunikation zwischen Kind und Bezugspersonen.

Das Füttern und Nähren des eigenen Kindes ist v. a. für die Mutter ein wichtiges Bedürfnis. Die Ernährung ist häufig jedoch bei trinkauffälligen und kranken Kindern nur eingeschränkt oder gar nicht möglich. Betroffene Eltern sollten hinsichtlich ihrer Ängste und Sorgen, aber auch Wünsche und Bedürfnisse stärker berücksichtigt werden. Eine professionelle psychologische Begleitung sowie familienorientierte Pflege und Therapie sind empfehlenswert. Diese Betreuung beginnt bereits vor der Geburt im Sinne einer präpartalen Beratung über Frühgeburtlichkeit oder die zu erwartende Erkrankung des Kindes und wird während des stationären Aufenthaltes sowie nachstationär weitergeführt.

Info

Die *American Speech-Language-Hearing Association* (*ASHA* 2021) spricht betroffene Eltern oder Bezugspersonen direkt an und gibt konkret Hilfestellungen:

- Stelle Fragen, um die Schwierigkeiten zu verstehen, die dein Kind hat.
- Versichere dich, dass du verstehst, woran der Schlucktherapeut arbeitet bzw. arbeiten wird.
- Erzähle dem Schlucktherapeut oder den anderen medizinischen Fachpersonen, die dein Kind begleiten, was zu Hause gut und was nicht so gut funktioniert.
- Nimm mit deinem Kind eine Behandlung oder Therapie auf.
- Sprich mit deiner Familie, den Erziehern oder anderen Bezugspersonen deines Kindes, wie sie dein Kind beim Trinken und Essen mit unterstützen können.

In der „Richtlinie über Maßnahmen zur Qualitätssicherung der Versorgung von Früh- und Reifgeborenen" des Gemeinsamen Bundesauschusses G-BA ist eine bestmögliche perinatologische Betreuung der Kinder und ihrer Familien geregelt (G-BA 2021). Diese Richtlinie schließt im Rahmen eines komplexen Versorgungsbedarfes auch eine umfassende psychosoziale Betreuung und häusliche Nachversorgung mit ein. In der logopädischen Therapie erhält die Elternberatung einen zentralen Stellenwert. Die Erstellung des individuellen Fütterplans sowie die Umsetzung therapeutischer Strategien sind abhängig von der Mitarbeit und Motivation der Eltern oder Bezugspersonen (Thoyre und Brown 2004). Veränderungen sollten nur schrittweise und nach individueller Anpassung bewerkstelligt werden, sodass Eltern nicht gleich in der ersten Therapieeinheit alle Maßnahmen umsetzen müssen. Im weiteren Behandlungsverlauf tritt der Therapeut mehr und mehr in den Hintergrund und korrigiert Therapieziele und Interventionen nur bei Bedarf flexibel. Die Bezugspersonen werden dadurch in ihrer Intuition sowie Wahrnehmung bezüglich kindlicher Signale, Trink- und Schluckqualität gestärkt und können eigenverantwortlich handeln. Wichtig für die Beratung sind neben den Eltern auch die anderen Familienangehörigen und Bezugspersonen. So sollten Geschwisterkinder, Großeltern oder Paten ebenfalls mit einbezogen werden. Zum Beispiel könnte ein Geschwisterkoffer – mit Beruhigungssauger, Magensonde, Trinkflasche oder Windel befüllt – eine kleine erste Hilfe sein, die Situation für das Geschwisterkind zu erklären und die Familie zusammenzuführen.

3.3 Therapieansätze

Gerade in der Behandlung frühkindlicher Dysphagien und Trinkschwächen ist ein multidisziplinäres Vorgehen angezeigt und notwendig. So stehen nicht nur das medizinische, d. h. ärztliche, pflegerische und therapeutische Fachpersonal in intensivem Austausch, sondern es arbeiten auch Diätassistenten, Hebammen, Babylotsen, Ämter, Behörden und Selbsthilfegruppen mit dem Kind und seiner Familie eng zusammen. Das internationale Konzept *Family and Infant Neurodevelopmental Education (FINE)* wurde entwickelt, um das stationäre Zusammenwirken von Eltern und medizinischen Fachkräften, aber auch den Wissenstransfer zwischen erfahrenen neonatologischen Fachkräften und Berufseinsteigern zu verbessern. FINE basiert auf drei Prinzipien: jeder Säugling wird als eigenständiges Individuum mit eigener Stimme wahrgenommen, die Eltern sind entwicklungsfördernde Mitwirkende und intensive Behandlungen werden neuroprotektiv durchgeführt (Warren et al. 2018).

Grundlage für FINE und ein verbessertes Zusammenwirken aller Beteiligten im Sinne des Kindes und seiner Familie bildet das Programm der entwicklungsfördernden Pflege, das *Newborn Individualized Developmental Care and Assessment Programm (NIDCAP®)*.

In der logopädischen Therapie frühkindlicher Dysphagien und Trinkschwäche werden holistische und störungsspezifische Therapieverfahren angewendet. Holistische Verfahren wie das *Castillo Morales®-Konzept*, die *Basale Stimulation nach Prof. Dr. Fröhlich®* und die *Fazio-Orale Trakttherapie (F. O. T. T.)*™ nach Kay Coombes setzen ganzkörperlich in der Behandlung an und verstehen die Dysphagie als übergreifende sensomotorische Störung (Bartolome 2022c). Störungsspezifische Therapieverfahren wie die *Funktionelle Dysphagietherapie (FDT)* verfolgen hingegen eine Wiederherstellung bzw. Nutzung von Restfunktionen während des Schluckens sowie eine Erarbeitung kompensatorischer Strategien zur Verbesserung der Nahrungsaufnahme. Außerdem zählen hierzu adaptierende Methoden wie diätetische Maßnahmen, Nahrungsplatzierung sowie Ess- und Trinkhilfen. Die verschiedenen Therapieansätze erfordern ein interdisziplinäres Vorgehen (Van den Engel-Hoek 2008, Williams et al. 2006, Morris und Klein 2001). Nachfolgend werden die wichtigsten Therapiekonzepte im Bereich der pädiatrischen Dysphagie kurz vorgestellt.

3.3.1 Das Castillo Morales®-Konzept

Das durch den Rehabilitationsarzt Rodolfo Castillo-Morales 1977 etablierte Konzept wurde ursprünglich für Menschen mit muskulärer Hypotonie und sensomotorischen Einschränkungen entwickelt. Durch eine Erweiterung u. a. durch die Einflüsse von Bobath und Voijta ist das Konzept aber auch geeignet für Kinder mit angeborenen Fehlbildungen, genetischen Syndromen, neuromuskulären Störungen und für Frühgeborene mit Schluck- und Trinkschwierigkeiten. Über Berühren, Druck, Zug, Dehnen, Streichen und Vibration werden schluckbezogene Strukturen und Bewegungsmuster zur Förderung der Sensibilität und muskulärer Aktivität im orofazialen Bereich gebahnt (Winkler 2021). Im Zentrum stehen immer auch die Kommunikation, Freude am Essen und Teilhabe des Kindes in seinem Alltag. Das Konzept wurde seitdem stetig weiterentwickelt und im Hinblick auf die Wirksamkeit z. B. bei Kindern mit Trisomie 21 untersucht. Hilfreich für die Befundung und Dokumentation ist der Untersuchungsbogen für den orofazialen Komplex nach Castillo Morales (Castillo-Morales et al. 1985). Beobachtungskriterien wie Vigilanz, Motivation, Kommunikation, Sensomotorik, Teilhabe oder in Bezug auf Essen, Trinken und Spielen werden im Befund erfasst und fortlaufend ergänzt.

Einen zentralen Platz im Konzept nimmt das Manöver der motorischen Ruhe ein (Schmid 2020). Diese therapeutische Intervention zielt auf eine Aufmerksamkeitslenkung, Kommunikations- und Wahrnehmungsförderung sowie Unterstützung der Haltungskontrolle ab. Dabei liegt der Säugling in Neutralstellung und der Therapeut nimmt mit der einen Hand den Hinterkopf schalenförmig, während die andere Hand auf das Brustbein gelegt wird. Anschließend zieht gleichzeitig die Hand am Hinterkopf vorsichtig nach kranial und die andere Hand vibriert sanft am Brustbein nach dorsal-kaudal. In dieser Position können sensomotorische Stimuli, z. B. ein Kuscheltier zum visuellen Fixieren oder das Zusammenführen der Hände, zusätzlich Ruhe und Orientierung zur Mittellinie bewirken. Säuglingen mit Regulationsstörungen wird es zudem ermöglicht, sich selbst bei Belastungen oder Stress zu beruhigen. Geborgenheit und Nähe zur Bezugsperson werden vermittelt.

Info
Weiterbildungsmöglichkeit
Die Castillo Morales® Vereinigung e.V. bietet in einem mehrwöchigen Grund- und Aufbaukurs Fortbildungen zu den beiden Grundkonzepten der Neuromotorischen Entwicklungstherapie und Orofazialen Regulationstherapie an (https://www.castillomoralesvereinigung.de/).

3.3.2 Mund- und Esstherapie bei Kindern nach Morris und Klein

Die Logopädin Suzanne Evans Morris entwickelte gemeinsam mit der Ergotherapeutin und Sonderpädagogin Marsha Dunn Klein im Jahr 1987 ein ganzheitliches und interdisziplinäres Konzept zur Behandlung kindlicher Essstörungen (Morris und Klein 2001). Das Originalwerk *Pre Feeding Skills* wurde 1995 aus dem Amerikanischen ins Deutsche übersetzt. Neben der normalen und eingeschränkten orofazialen Entwicklung gehen die Autorinnen detailliert auf die Befunderhebung und Therapieplanung ein. Durch Selbsterfahrungsübungen regen sie das Verständnis für jeweilige Behandlungsschritte an und vermitteln so ein verbessertes Adaptieren theoretischer Überlegungen in die tägliche Praxis. Ein besonderes Augenmerk liegt in der Therapie auf einer optimierten und angepassten Umgebung, Lagerung und Positionierung. Weitere Behandlungsgrundsätze verweisen auf eine Regulation der Sensibilität, der Hemmung pathologischer Reaktionen und Initiierung entwicklungsphysiologischer Bewegungsmuster. Einschränkende Reflexe oder Reaktionen werden gehemmt und gestörte Spannungszustände abgebaut, bevor neue sensomotorische Bewegungen gebahnt werden können. Dabei geht der Therapeut nach Bottom-Up-Prinzip vor und erarbeitet schrittweise komplexere Fertigkeiten des Kindes. Die Eltern werden von Anfang an mit einbezogen und das Vorgehen multidisziplinär geplant. Das Konzept ist geeignet für Kinder aller Altersstufen mit Dysphagie (Winkler 2021).

Info
Weiterbildungsmöglichkeit
Auf der Homepage *New Visions* von Frau Ph.D. Suzanne Evans Morris (https://www.new-vis.com/) finden sich hilfreiche Informationen zu Therapiemethodik, Literatur, Webinaren oder Videolehrgängen.

3.3.3 Therapie von Kau-, Trink- und Schluckstörungen nach Pörnbacher

Die Logopädin und Bobath-Therapeutin Traudl Pörnbacher entwickelte seit den 1970er Jahren den Neuro-Entwicklungsphysiologischen Aufbau *NEPA* zur Frühförderung und Rehabilitation von Kindern aller Altersstufen. Das in der Literatur als *Pörnbacher Konzept* beschriebene Programm stützt sich auf drei wesentliche Aspekte therapeutischer Interventionen. So verwendet es konzeptbezogene Lagerungselemente, manuelle Stimulationstechniken und eine Aktivierung sensomotorischer Systeme (Pörnbacher 2021). Durch die Lagerung werden sensomotorische Abläufe aktiviert, die einen Ausgleich zwischen Beuge- und Streckmustern bewirken sollen. Erste Funktionen der Aufrichtung gegen die Schwerkraft und zur Symmetrieentwicklung werden beispielsweise auf einem Lagerungskeil in Bauchlage erarbeitet. Diese

3

Unterlagenveränderungen aktivieren Haltungs- und Bewegungsmuster. Das Kind wird dadurch u. a. in Bezug auf eine aktive Nackenaufrichtung unterstützt, die Basis ist für eine koordinierte Mundmotorik sowie Hör- und Sehorientierung (Limbrock 2007). Die Atmung vertieft sich, der oropharyngeale Bereich erhält eine Längsspannung und die Zunge bewegt sich nach hinten. Mittels manueller Stimulation über Vordehnung, Druck oder Zug ermöglicht der Therapeut dem Kind, Teilleistungen zu koordinieren und neu gelernte Funktionen in neurophysiologische Abläufe zu integrieren. Weiterhin unterstützen die Übungen eine Förderung der sensomotorischen Entwicklung im Bereich von Atmung, Sprechen, Stimme und Sprache, Sehen und Hören, Handmotorik sowie der sozial-emotionalen, kognitiven und psychomotorischen Entwicklung. Durch die Anleitung der Bezugspersonen werden die Bewegungsmuster täglich wiederholt und so im Alltag automatisiert. Die Therapie ist bei Säuglingen mit Trinkschwäche und Schluckstörung in der Frühförderung, Prävention und Rehabilitation von angeborenen oder erworbenen Schädigungen einsetzbar.

Info

Weiterbildungsmöglichkeit

Über die Homepage des Pörnbacher Konzeptes findet man Einführungs- und Vertiefungskurse für Therapeuten sowie die verschiedenen Lagerungsmodule und -elemente (https://www.poernbacherkonzept.de/).

3.3.4 Basale Stimulation

Der Sonderschulpädagoge Andreas Fröhlich entwickelte in den 1970er Jahren ein Förderkonzept für Kinder mit geistigen und körperlichen Behinderungen. In den 1980er Jahren übertrug er gemeinsam mit der Pädagogin und Krankenschwester Christel Bienstein die Grundgedanken auf die Pflege schwerkranker Menschen. Das Konzept *Basale Stimulation nach Prof. Dr. Fröhlich®* wurde seitdem stetig weiterentwickelt und ist fester Bestandteil in Pflege, Pädagogik und Therapie. Aufgrund von krisenhaften Lebenssituationen benötigen Früh- und Neugeborene sowie deren Familien Förderung, Pflege und Begleitung. Die Kinder werden dabei im Hinblick auf ihre individuellen Bedürfnisse und Motive unterstützt, ihre Umwelt wahrzunehmen, Bewegungserfahrungen zu sammeln und zu kommunizieren (Münstermann 2021). Die Ziele liegen darin, Menschen mit eingeschränkter Bewegung, Aktivität und Kommunikation Entwicklungs- und Sinneserfahrungen zu ermöglichen. Entwicklungsfördernde Angebote schließen alle Sinne mit ein. In diesem Zusammenhang spielen neben oralen Wahrnehmungsreizen auch olfaktorische, gustatorische, auditive, visuelle, somatische, vestibuläre, vibratorische und taktil-kinästhetische Sinneserfahrungen und Angebote eine wichtige Rolle bei schluckgestörten Kindern. Der Mundraum stellt für die kindliche Entwicklung eines der bedeutendsten Wahrnehmungsorgane dar. Frühgeborene benötigen aufgrund der wenigen intrauterinen Erfahrungen möglichst eine frühzeitige orale Stimulation und Ernährung. Über optimierte Positionen, non-nutritives Saugen am Schnuller, Desensibilisierung des oralen Bereichs, Schmeck- und Riechreize sowie Mund- und Zahnpflege kann das Kind Erfahrungen sammeln und seine Bedürfnisse stillen. Wiederkehrende Abläufe strukturieren den Tag und helfen, einen Rhythmus zwischen Anspannung und Entspannung, Aktivität und Ruhe sowie Tag und Nacht zu finden. So sind die Initialberührung und Abschiedsgeste feste Rituale in der Therapie. Zu Beginn der Therapie vermittelt die Initialberührung bei Frühgeborenen am Kopf oder den Füßen, bei

Säuglingen an Hand, Arm oder Schulter Aktivität und Kontaktaufnahme. Nun können therapeutische Maßnahmen oder die Versorgung des Kindes starten. Mit einer Abschlussgeste wird dem Kind das Ende der Behandlung signalisiert. Nun kann es sich erholen und schlafen.

Info
Weiterbildungsmöglichkeit
Die mehrtägigen bis mehrmonatigen Weiterbildungskurse des *Internationalen Fördervereins Basale Stimulation® e. V.* und seiner Partner sind für Therapeuten, Pflegende und medizinisches Personal geeignet, die Menschen aller Altersstufen mit beeinträchtigter Wahrnehmung begleiten (https://basale-stimulation.de/).

3.4 Ausgewählte Störungsbilder

Pädiatrische Dysphagien können angeboren oder erworben sein. Sowohl anatomische Fehlbildungen, neurologische, genetische, kardiologische, pulmonale Erkrankungen als auch Stoffwechselerkrankungen können eine Schluckstörung verursachen. Abhängig von Grunderkrankung, störungsbildbezogener Pathophysiologie und der Zielsetzung ergeben sich in der Therapie spezifische Vorgehensweisen. Neben den wichtigsten schluckrelevanten Störungsbildern bei Früh- und Neugeborenen spielen auch aktuelle epidemiologische Entwicklungen eine entscheidende Rolle in der stationären und ambulanten Behandlung der betroffenen Familien. Die COVID19-Pandemie wirkt sich einschränkend auf Schwangerschaft, Geburt, stationäre und poststationäre Betreuung aus. Vorgeburtlich finden zeitweise Beratungen, Vorbereitungskurse oder Treffen werdender Eltern nur eingeschränkt statt. Während der Geburt ist der Zugang zur Geburtsklinik und die Begleitung ihrer gebärenden Frauen für werdende Väter nur bedingt möglich und die Geburtshilfe durch lokal verschiedene Ausnahmeregelungen festgelegt. Die stationäre Betreuung ist bereits bei gesunden Neugeborenen durch Besuchsverbote, häufige Testungen und regional unterschiedliche Regelungen geprägt. Aber v. a. in der Betreuung komplex kranker Neugeborener oder Frühgeborener sind der familienzentrierten, entwicklungsfördernden Pflege Grenzen gesetzt (Kribs 2021). Eltern und Bezugspersonen dürfen zeitweise nicht wie üblich zu ihren Kindern, Geschwistern, Enkeln oder Lebensgefährten auf die Neonatologie oder die jeweilige Station. Aufgrund dessen sind Eltern oft eher Besucher und können nicht entsprechend in die Versorgung ihres Kindes integriert werden. Die Kommunikation zwischen Bezugspersonen und medizinischem Fachpersonal ist dadurch erschwert möglich. Dies hat nachteilige Auswirkungen auf die weitere Entwicklung und die Situation betroffener Familien. Auch nachstationär spielen Kontaktbeschränkungen, gestiegene Ängste beispielsweise vor einer Infektion bei einem Arztbesuch, ökonomische Sorgen und weniger Entlastungsmöglichkeiten im Alltag eine wesentliche Rolle für die Familien. Interaktion, Adaptation und Eltern-Kind-Bindung stehen vor enormen Herausforderungen.

Dennoch haben viele Einrichtungen und Fachgesellschaften neue Lösungswege gefunden. So können Eltern in einigen Kliniken Tonaufnahmen ihrer Stimme über kleine Lautsprecher direkt in das Zimmer ihres Kindes übertragen lassen. Auch digitale Medien bauen kleine Brücken, sei es für virtuelle Elterntreffen, Facebook-Gruppen oder Live-Stream-Möglichkeiten in Absprache mit dem Stationsteam (Bundesverband „Das frühgeborene Kind" e. V. 2021, RADIOMAMA, Brachtendorf 2022,

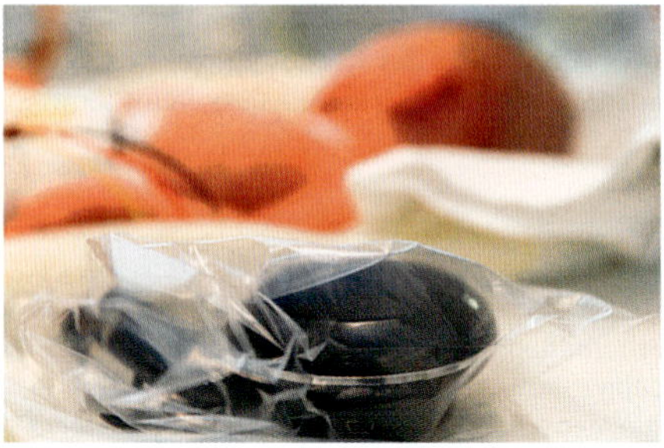

Abb. 3.1 Radio Mama am Beispiel der Klinik für Neonatologie der Universitätsmedizin Mannheim (UMM 2022) [W1206]

▶ Abb. 3.1). Für Geschwisterkinder im Vorschulalter bietet z.B. die App „Hallo Frühchen" die Möglichkeit, die Erlebnisse bei einer Frühgeburt in der Familie besser verstehen und interaktiv mit Bastelideen oder eigenen Fotos gestalten zu können (Bundesverband „Das frühgeborene Kind" e. V. 2022).

3.4.1 Trink- bzw. Saugschwäche bei Frühgeburtlichkeit

Von einer Frühgeburt wird gesprochen, wenn das Kind vor der 38. postmenstruellen Schwangerschaftswoche auf die Welt kommt und/oder weniger als 2,5 kg wiegt (ESSD 2013). Zum einen sind die Frühgeborenen noch nicht über einen längeren Zeitraum wach genug für ein adäquates Trinken. Zum anderen sind die Funktionen Saugen, Schlucken und Atmen noch nicht reif genug, um selbstständig atmen und ausreichend trinken zu können. Häufig ist bei Frühgeborenen die Atmung noch nicht in den Saug-Schluck-Ablauf integriert, sodass darüber hinaus die Koordination zwischen Atmen, Saugen und Schlucken ohne Hilfe nur unzureichend gelingt. In einer Arbeit von Hübl et al. (2021) zeigte sich zudem, dass 17,6 % der untersuchten Frühgeborenen das Schlucken mit einer Atempause starten, im Vergleich dazu nur 1,1 % der reif geborenen Säuglinge (Hübl 2021). Das Risiko, die zuvor gesaugte Milch während einer auf die Apnoe folgenden Einatmung in die Luftröhre zu befördern, ist beim Frühgeborenen also im Vergleich deutlich erhöht. Probleme bei der Atem-Saug-Schluck-Koordination können neben einem erhöhten Aspirationsrisiko auch frühzeitiges Ermüden beim Trinken, eine längere Sondenversorgung und negative Trinkerfahrungen zur Folge haben (Shaker 2017a, Shaker 2017b, Lau 2016, Whetten 2016). Frühgeborene haben darüber hinaus ein höheres Risiko, an einer Fütterstörung zu erkranken. Die Prävalenz ist hier mit 10–52,9 % sehr heterogen angegeben (Kovacic et al. 2021, Bundesverband „Das frühgeborene Kind" e. V. 2008). Eine 2021 durchgeführte Meta-Analyse von Frisk-Pados et al. ermittelte eine durchschnittliche Prävalenz von 42 % bei Frühgeborenen mit Fütterschwierigkeiten innerhalb der ersten 4 Lebensjahre. Zur Vermeidung dieser Komplikationen sind daher präventiv Screenings hinsichtlich einer Beurteilung der Trinkkompetenzen und Beratung der Bezugspersonen sinnvoll (Robinson et al. 2022). Als Interventionen haben sich Stillen, Füttern in erhöhter Seitenlage, Pacing als externe Füttertechnik und der Einsatz von Niedrigfluss-Saugern als hilfreich erwiesen (Park et al. 2014, Park, Pados und Thoyre 2018). Weiterhin wirken sich ganzkörperliche und orale sensomotorische Interventionen positiv auf Trinkkompetenzen und Verkürzung der Sondenversorgung aus (ESSD 2013). Die Handlungsempfehlung des Bundesverbandes „Das frühgeborene Kind" e. V. in Zusammenarbeit mit einer ExpertInnen-Gruppe legt Rahmenbedingungen zur Ernährung von Frühgeborenen fest (2022). Neben einer vorgeburtlichen neutralen Aufklärung wird auf eine kontinuierliche Stillberatung mit dem Leitsatz *Breast is best* unter Berücksichtigung von kindlichem Reifegrad und mütterlichem Willen hingewiesen. Das beinhaltet auch eine multidisziplinäre nachstationäre Betreuung der Kinder und ihrer Familien mit Blick auf ein besseres Verständnis kindlicher Schluckstörungen, eine frühzeitige und adäquate Behandlung bei Ernährungsschwierigkeiten und eine Prävention von Fütterstörungen.

3.4.2 Anatomisch bedingte Schluckstörungen

Anatomisch bedingte Schluckstörungen bei Kindern treten u. a. bei Fehlbildungen, raumfordernden Prozessen wie Tumoren oder Schwellungen, sensorischen Regulationsstörungen, Verätzungen oder Traumen im Aerodigestivtrakt, Entzündungen oder Erkrankungen von Trachea und Larynx auf (Limbrock 2011). Die Fehlbildungen können im orofazialen Bereich, aber auch im Atem- und Verdauungstrakt verortet sein.

Craniofaziale Fehlbildungen beinhalten jegliche Abnormalitäten von Gesicht und Kopf. Sie sind kongenital und werden in milde bis schwere Ausprägungsgrade unterteilt. Isolierte **Lippen-Kiefer-Gaumenspalten** zählen zu den am häufigsten auftretenden Geburtsdefekten (Dailey 2019). Nicht selten stehen aber auch syndromale Erkrankungen dahinter, die neben der orofazialen Spalte weitere Symptome und Muster zu einer genetischen Störung zusammenfassen. Die betroffenen Kinder profitieren bereits auf der Neonatologie von einer frühzeitigen Diagnostik möglicher Trinkschwierigkeiten und einer darauf aufbauenden Therapie. So kann einem geringen Geburtsgewicht, Trinkermüdung und einem erschwerten Bonding zwischen Kind und Bezugsperson rechtzeitig entgegnet werden. Ein multidisziplinäres Vorgehen unterstützt die Kinder optimal hinsichtlich des Gedeihens, Wachstums und der Gesundheit. Transparente und gut kommunizierte Behandlungsschritte helfen den Bezugspersonen, erfolgte sowie bevorstehende Eingriffe und Untersuchungen besser zu verstehen. In enger Zusammenarbeit mit den Fachärzten der Mund-Kiefer-Gesichtschirurgie werden beispielsweise der Einsatz von Mund-Nasen-Trennplatten, orale Stimulationsplatten oder weitere therapeutische Vorgehensweisen besprochen (▶ Abb. 3.2). Eine umfassende Elternberatung und -anleitung bezüglich Trinkhilfen und Fütterstrategien ist entscheidend (Moore und Rosenberg 2018). Kinder mit einer Spalte benötigen viel Zeit, um ihr individuelles Melk- und/oder Trinkmuster zu erlernen. Geeignet sind der DanCer-Griff und die Hoppe-Reiter-Position für Trinkversuche an der Brust. Muttermilch und Stillen haben viele Vorteile bei einem Kind mit Spalte: Immunglobuline in der Muttermilch beugen Infekten vor, das intensive Saugen belüftet das Mittelohr, trainiert die orofazialen Muskelgruppen und wirkt sich positiv auf das spätere Operationsergebnis aus, und die Beanspruchung der

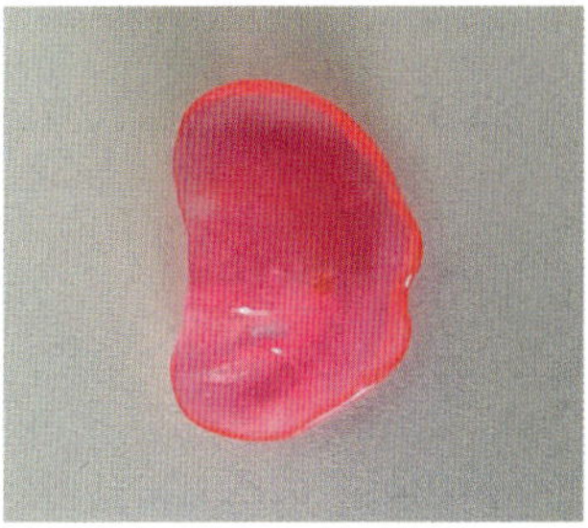

Abb. 3.2 Mund-Nasen-Trennplatte bzw. Stimulationsplatte eines Neugeborenen mit Gaumenspalte [M1169]

orofazialen Muskeln verbessert die spätere Lautbildung (Hopf-Janner 2011, Budjko 2019). Während der Flaschenfütterung helfen Trinksysteme wie der Special Needs Sauger™ von Medela, den fehlenden Druck auszugleichen und Sog aufzubauen. Häufiges Aufstoßen ist ebenso hilfreich wie notwendig, da die Kinder mit einer Spalte gehäuft Luft schlucken.

Bei einer isolierten oder mit einer Sequenz assoziierten **Mikrognathie,** z. B. einer Pierre-Robin-Sequenz, erschweren ein retrahierter und verkleinerter Unterkiefer, eine retrahierte Zunge und eine eingeschränkte Mundöffnung das korrekte Erfassen von Sauger oder Mamilla und eine effiziente Kompression. Vor allem aber führen die zurückverlagerte Zunge und engen oralen Verhältnisse bei diesen Kindern vermehrt zu einer Atemwegsobstruktion. Das erste Ziel in der Therapie ist daher die Sicherstellung eines optimierten Atemwegs für die Atmung während des Fütterns sowie die Koordination von Atmung und Schlucken. Positive Effekte erzielt die Bauch-Seitenlage beim Füttern, da die Zunge und der Unterkiefer in dieser Position schwerkraftbedingt nach vorn gelangen und so der Atemweg weiter wird (Glass und Wolf 1999). Zusätzlich könnte die fütternde Person den Unterkiefer stabilisieren und leicht nach vorn ziehen.

Unter einer **Ankyloglossie** versteht man eine angeborene Entwicklungsstörung der Zunge, welche durch ein zu kurzes oder zu straffes Zungenbändchen in ihrer Beweglichkeit eingeschränkt ist (Kloster 2021). Dies wirkt sich nicht nur negativ auf die orale Schluckphase aus, sondern beeinflusst mit einer reduzierten Zungenbasisretraktion, Pharynxkonstriktion und pharyngealen Residuen auch erheblich die pharyngeale Schluckphase (Brooks et al. 2020). Ausprägung und Art des verkürzten Zungenbändchens sowie Defizite beim Trinken entscheiden über eine mögliche operative Durchtrennung durch einen erfahrenen Kinder- oder Facharzt. Diese Frenotomie oder Durchtrennung sollte multidisziplinär abgewogen werden, da sie auch Risiken birgt und nicht immer zu einer Verbesserung des Trinkens führt. Säuglinge mit einer Ankyloglossie haben Schwierigkeiten, beim Stillen die Mamilla korrekt zu erfassen und einen ausreichenden Saugschluss zu halten. Sie rutschen mit der Zunge während des Trinkens häufig ab, was sich in einem Schnalzgeräusch äußert. Die Mütter klagen oft über wunde Brustwarzen oder Schmerzen beim Stillen. Eine zurückgelehnte Stillposition, Brustkompression und Wechselstillen sind erste hilfreiche Maßnahmen. Nach einer erfolgten operativen Durchtrennung sollte Unterstützung beim Stillen und/oder Flaschenfütterung u. a. durch eine Stillberatung angeboten werden (LeFort et al. 2021).

Die **Laryngomalazie** ist die häufigste kongenitale Fehlbildung des Larynx. Sie ist gekennzeichnet durch einen Weichteilprolaps und -kollaps von Aryregion und Schildknorpel, verkürzte aryepiglottische Falten, eine Verschiebung des Kehldeckels und einen eingekerbten, omegaförmigen Kehldeckel (Irace et al. 2019). Zu den Symptomen einer Laryngomalazie zählen ein inspiratorischer Stridor, Husten, Würgen und Schluckstörungen mit prädeglutitiver Penetration, Aspiration und durch Sensibilitätseinschränkungen sogar stiller Aspiration. In der Therapie sind Interventionen zur Verbesserung der Trinkposition, der Saug-Schluck-Atem-Koordination und Boluskontrolle hilfreich. So haben Untersuchungen von Mills et al. (2021) gezeigt, dass die seitliche Halbbauchlageposition beim Füttern von Säuglingen mit Laryngomalazie den Stridor auflösen, die Atemwege schützen und das Aspirationsrisiko senken kann.

Auch anatomische Veränderungen der Speiseröhre sowie gastroenterologische Erkrankungen verursachen bei Kindern eine Schluckstörung. So sind beispielsweise Ösophagusverengungen oder -strikturen, Ösophagusatresien, die gastroösophageale Refluxkrankheit (GERD) oder die eosinophile Ösophagitis mit Dysphagien assoziiert. Mit einer Inzidenz von 1/2400 bis 1/4500 treten die **Ösophagusatresien** bei Kindern sehr häufig auf (Krishnan et al. 2016, Sanghavi und Rosen 2018). Oft stehen sie in Zusammenhang mit einer tracheoösophagealen Fistel. Die chirurgische Therapie führt zwar zu deutlich verbesserten Operationsergebnissen mit Blick auf die gesundheitsbezogene Lebensqualität, dennoch besteht bei betroffenen Kindern bis ins Erwachsenenalter hinein die Notwendigkeit weiterführender Diagnostik und Behandlung. Neben Husten, Fütteraversion, Odynophagie, Erbrechen oder Mangelernährung ist das Schlucken meist deutlich erschwert und die Gefahr einer sich im Verlauf manifestierten Fütterstörung erhöht (Krishnan et al. 2016). Die *ESGPHAN-NASPGHAN (European Society for Pediatric Gastroenterology, Hepatology and Nutrition-North American Society for Pediatric Gastroenterology, Hepatology and Nutrition)* empfiehlt daher in ihren Leitlinien u. a. adaptive Füttermethoden, eine Behandlung der Speiseröhrenentzündung und Weitung der Speiseröhre durch operative Techniken oder Bougierung sowie ein multidisziplinäres Vorgehen.

3.4.3 Neurologisch bedingte Schluckstörungen

Die Ursachen für neurologisch bedingte Schluckstörungen bei Kindern können sowohl das zentrale als auch periphere Nervensystem betreffen sowie neuromuskulär oder neurometabolisch bedingt sein.

Die **infantile Zerebralparese (ICP)** ist eine häufige neurologische Entwicklungsstörung mit Beginn in früher Kindheit und lebenslangem Fortbestehen. Die betroffenen Kinder können einen abnormen Ruhemuskeltonus, Hypertonie oder Hypotonie, Spastiken, Rigidität, Dyskinesien, Kontrakturen und Skoliose zeigen (Malandraki und Malandraki 2019). Die Symptomatik wirkt sich meist auf alle Schluckphasen aus. Die Grundlage der Therapie besteht daher aus einer gut abgestimmten Koordination und Zusammenarbeit der unterschiedlichen Professionen, um die individuellen Symptome fundiert zu erfassen und das Potenzial des Kindes bestmöglich zu nutzen. Die Ziele in der logopädischen Therapie stellen neben der Verbesserung von Gesundheit und Lebensqualität v. a. die Minimierung der Aspirationsrisiken, Vermeidung von Pneumonien sowie die Sicherstellung einer optimierten oralen Kostaufnahme und Ernährung dar. Zum Tragen kommen kompensatorische Strategien wie Positionierung und Lagerung, diätetische Kostanpassungen und spezielle Hilfsmittel sowie Füttersysteme (Hirata und Santos 2012, Gisel, Schwartz und Haberfellner 1999). Auf Basis der Erkenntnisse in Bezug auf motorisches Lernen und Neuroplastizität werden die therapeutischen Interventionen fortlaufend evidenzbasiert weiterentwickelt. Falls orale Ernährung nicht möglich ist, geht es in der Therapie zunächst um ein adäquates Speichelmanagement und die Vermeidung einer Speichelaspiration sowie eine Vermeidung oraler Deprivation und den Aufbau oralmotorischer und -sensorischer Fertigkeiten wie Riechen, Schmecken und Saugen (ESSD 2013).

Schlaganfälle können ebenfalls in frühester Kindheit auftreten und zu Schluckstörungen führen. Schlaganfälle im Kindesalter werden in perinatale und pädiatrische Hirninfarkte unterteilt. Ein **perinataler Hirninfarkt** tritt ab der 28. Schwangerschaftswoche bis zum 28. postnatalen Lebenstag auf (Ferriero et al. 2019). Bei Infarkten nach dem 28. Lebenstag bis zum 18. Lebensjahr spricht man von einem kindlichen oder pädiatrischen Schlaganfall. Die Inzidenzrate für einen perinatalen Infarkt liegt bei Neugeborenen bei ca. 1/1000 bis 5000 (Srivastava und

Kirton 2021). Ein Großteil der perinatalen Infarkte ist mit ca. 80 % ischämisch verursacht, während die anderen Läsionen häufig auf hämorrhagische Ursachen oder Sinusvenenthrombosen zurückzuführen sind. Die meisten einseitigen Infarkte sind linkshemisphärisch verortet und betreffen das Versorgungsgebiet der Arteria cerebri media (Roll 2019). Erst im weiteren Verlauf zeigen sich klinische Symptome wie Epilepsien, Entwicklungsverzögerungen, asymmetrische Muskelfunktionen oder Bevorzugung einer Körperhälfte. So deuten u. a. eine Hemi- und/oder Fazialisparese, ein spastischer Muskeltonus, Epilepsie, kognitive, sprachliche und Verhaltensauffälligkeiten oder Visusstörungen auf einen Schlaganfall hin. Um Langzeitfolgen wie Epilepsie oder infantilen Zerebralparesen bestmöglich entgegnen zu können, ist eine frühzeitige Diagnostik zur Einleitung adäquater Therapien enorm wichtig.

3.4.4 Genetisch bedingte Schluckstörungen

Genetische Erkrankungen können mit einer verlangsamten und/oder eingeschränkten Ess- und Trinkentwicklung sowie Dysphagie einhergehen. Eine frühzeitige individuelle und umfassende logopädische Befundung bildet die Grundlage für die Schwerpunktsetzung des folgenden therapeutischen Vorgehens. Die betroffenen Kinder zeigen störungsbildspezifisch häufig eine unzureichende Körperspannung und Haltung, Fehlbildungen, Verhaltensauffälligkeiten und sensorische Integrationsstörungen.

Beispiele

Genetische Erkrankungen, die mit einer Schluckstörung assoziiert sind:

- Trisomie 21
- Prader-Willi-Syndrom
- CHARGE-Syndrom
- Treacher-Collins-Syndrom
- Möbius-Sequenz
- Pierre-Robin-Sequenz

Sowohl **Syndrome, Sequenzen als auch Assoziationen** können pädiatrische Dysphagien verursachen. So zeigen Kinder mit Trisomie21 beispielsweise neben einer möglichen Spalte auch u. a. Besonderheiten in der Gesichtsanatomie. Im Gegensatz zu einem Syndrom gründet sich eine Sequenz, beispielsweise die Pierre-Robin-Sequenz, auf einen primären Defekt, der zusätzlich sekundäre Anomalien mit sich bringt (Dailey 2019). Multiple Anomalien ohne eindeutige ätiologische Zuordnung und mit unbekannter Pathogenese werden als Assoziationen bezeichnet. Bei allen genetisch bedingten Schluckstörungen ist ein multidisziplinäres therapeutisches Vorgehen empfehlenswert.

Die **Trisomie 21** oder auch das Down-Syndrom ist durch eine ganzkörperliche und orofaziale Hypotonie, eine unzureichende Rumpf- und Kopfstabilität und als Folge einen insuffizienten Lippenschluss, Zungenprotrusion sowie Saug- und Schluckschwäche gekennzeichnet (Limbrock 2011). Hilfreich sind hier eine Verbesserung der Tonusverhältnisse, Stärkung der Zungenmuskulatur, Förderung eines suffizienten Mund- und Lippenschlusses sowie Optimierung der Kehlkopfhebung und Pharynxkontraktion beim Schlucken. Niedrigflusssauger und Fütterinterventionen wie Seitenlage und Pacing können sich positiv auf die Trinkfunktionen auswirken.

Das **Prader-Willi-Syndrom** oder auch Prader-Labhart-Willi-Syndrom lässt sich auf einen Chromosomendefekt auf Chromosom 15 zurückführen und ist mit einer Inzidenz von 1:15.000–30.000 angegeben (Orphanet 2019). Vor allem im ersten Lebensjahr wirken sich eine ausgeprägte Hypotonie, ein fehlender Mundschluss und ein schmaler Gaumen auf die Atem- und Schluckfunktion aus. Im späteren Verlauf wandelt sich die Ernährung in übermäßiges Essen und Fettsucht.

Das **CHARGE-Syndrom** geht mit Fehlbildungen an Augen, Ohren, Herz und Genitalien sowie einer Choanalatresie und Retardierung einher. Zusätzlich kann es zu Lippen- oder/und Gaumenspalten kommen, die in Kombination mit der Choanalatresie das Schlucken erschweren (Müller 2019).

Das **Treacher-Collins-Syndrom** ist auch als Francescetti-Klein-Syndrom bekannt. Die Prävalenz ist mit 1:50.000 angegeben (Orphanet 2019, Tse 2016). Die Kinder zeigen faziale Fehlbildungen u. a. mit einer Hypoplasie der Jochbeine, der Infraorbitalleisten und des Unterkiefers. Auch die Weichteile sind im Bereich von Wangen und Jochbeinen hypoplastisch. Eine Fehlbildung des temporo-mandibulären Gelenks erschwert zusätzlich die Mundöffnung. Die Entwicklung der Seh-, Hör-, Atem- und Sprechfunktion kann insgesamt stark beeinträchtigt sein. Aufgrund von verengten Atemwegen und der reduzierten Kieferöffnung kommt es zu Ernährungsschwierigkeiten (Aljerian und Gilardino 2019). Die Hypoplasie des Unterkiefers, aber auch eine mögliche Choanalatresie erfordern meist die Versorgung über eine Nährsonde. Im weiteren Verlauf sind eine diätetische Kostanpassung sowie Unterstützung bei der eingeschränkten Mundhygiene notwendig (McElrath und Winters 2021).

Bei der sehr selten auftretenden **Möbius-Sequenz** sind eine beidseitige kongenitale Fazialis- und Abduzensparese standardisierte Hauptmerkmale (Pedersen et al. 2017). Hinzu kommen u. U. Ausfälle der Hirnnerven N. hypoglossus, N. glossopharyngeus und N. accessorius sowie Fehlbildungen beispielsweise an Händen, Füßen oder dem Unterkiefer. Durch diese multiplen Störungen sind die Funktionen von Saugen, Schlucken, später Kauen und Sprechen erheblich eingeschränkt. Eine frühzeitige kinderzahnärztliche sowie logopädische Behandlung dient der Verbesserung orofazialer Funktionen und Symptome. So sind neben chirurgischen und kieferorthopädischen Eingriffen ein oralmotorisches Training, faziale Stimulation und Massage sowie Schluck- und Sprechtherapie geeignete Methoden (Sjögreen, Andersson-Norinder und Jacobson 2001).

Kinder mit einer **Pierre-Robin-Sequenz** zeigen eine kleine Zunge, einen zurückverlagerten Unterkiefer und oft eine Gaumenspalte. Ca. 1 von 8000–10.000 Neugeborenen wird mit einer Pierre-Robin-Sequenz geboren (Poetz und Brockmann 2019). Atem- und Schluckstörungen sind oft die Folge. Vor allem die vor die Epiglottis verlagerte Zunge führt zu einer Atemwegsobstruktion. Ernährungsschwierigkeiten ergeben sich durch eine Saugschwäche, rezidivierendes Erbrechen sowie ein erhöhtes Risiko einer Aspiration und Mangelernährung (Dorise et al. 2019). Frühzeitig einsetzende Therapieansätze bestehen daher u. a. aus einer Versorgung mit einer entsprechenden Gaumenplatte mit Sporn, die durch leichten Druck auf den Zungengrund die Zungenbewegung nach vorn unterstützt. Logopädische Interventionen sind z. B. das Trinktraining mit Hilfe des Special Needs Saugers, der Seitenlage oder seitlichen Halbbauchlageposition sowie der Kieferkontrolle.

3.4.5 Komorbiditäten

Weitere Ursachen für frühkindliche Dysphagien können eine kongenitale Herzerkrankung, pulmonale Erkrankung, Operation, Intubation oder extreme Frühgeburt mit bronchopulmonaler Dysplasie sein. Die Schluckstörungen können aber auch medikamentös oder psychogen bedingt sein. Vor einer Operation zeigt sich zunächst in einer ausführlichen klinischen Schluckuntersuchung, inwieweit das Kind für orale Fütterversuche bereit ist. Bei Indikation muss eine apparative Diagnostik weiterführend angeschlossen werden. Vor allem aber geht es um Vermeidung von Faktoren, die eine Dysphagie verursachen könnten. Vor und während eines operativen Eingriffs helfen die Vermeidung einer präoperativen Intubation, die Verkürzung der Beatmungs- und Operationsdauer und die Optimierung des Körpergewichtes, Risiken einer Schluckstörung zu minimieren (Johnson 2019). Sowohl vor als auch nach einer Operation legt der Therapeut gemeinsam mit den Bezugspersonen und dem gesamten multiprofessionellen Team fest, in welcher Art und Weise eine orale Kostaufnahme für das Kind stattfinden darf. Häufig ist zusätzlich zur Brust- oder Flaschenfütterung eine Sondierung über eine nasogastrale oder PEG-Sonde notwendig, um Trinkmenge, Kalorien und Nährwerte für eine ausreichende Ernährung zu gewährleisten.

Als Folge einer Intubation und/oder im Rahmen eines chirurgischen Eingriffs, z. B. bei einer kongenitalen Herzerkrankung, kann es auch zu einer Stimmlippenlähmung mit Schluckstörung und/oder stillen Aspiration kommen (Narawane et al. 2021). Dies macht in seltenen Fällen eine Tracheostomie zum Schutz der tieferen Atemwege erforderlich. Aber auch Langzeitbeatmung, neurodegenerative Erkrankungen und eine erschwerte endotracheale Intubation können Indikationen für eine Tracheostomie sein (Hieckmann 2021, Moser et al. 2018). Kinder mit dauerhafter Beatmung und schwerer Schluckstörung werden mit einer Trachealkanüle versorgt. Trachealkanülen für Kinder sind i. d. R. ungeblockt und werden ab einem Körpergewicht von 3 kg eingesetzt. Die Kanülen sollten hier so klein wie möglich und so groß wie nötig sein. Mit Blick auf individuelle Wechselintervalle sollte die Trachealkanüle bei Kindern spätestens nach 28 Tagen, bei Verlegung der Kanüle, Materialveränderungen und – falls vorhanden – defektem Cuff aber sofort gewechselt werden (Freitag 2016). Zu beachten sind analog zu den Trachealkanülen bei Erwachsenen die unterschiedlichen Außendurchmesser und Längen je Hersteller bei gleicher Trachealkanülengröße. Das bedeutet, eine *Tracoe™ Mini Neo* der Größe 3 verfügt über einen anderen Außendurchmesser und eine andere Länge als z. B. die *3er Shiley™ Neo* Trachealkanüle. Kinder mit einer Trachealkanüle weisen häufiger eingeschränkte oralmotorische Funktionen, chronische Mangelernährung, eine erschwerte enterale Ernährung und Mahlzeitenbewältigung auf (Henningfeld et al. 2020). In enger Zusammenarbeit mit dem behandelnden HNO-Arzt können in der logopädischen Therapie u. a. Sprechventile für eine Atemstromlenkung und Stimmbildungsunterstützung eingesetzt werden. Alternativ ist es möglich, eine kleinere Voll-Trachealkanüle einzusetzen, damit Säuglinge und Kleinkinder auch stimmhaft tönen, schreien und phonieren können (Denk-Linnert 2018).

Tipp

Die Stiftung NOAH hat gemeinsam mit der Firma SERVOX GmbH einen *Pflegeratgeber Tracheotomie* für Eltern und Pflegende von Kindern mit einem Luftröhrenschnitt veröffentlicht. Hier finden sich alltagspraktische Hinweise zum Absaugen, Trachealkanülenmanagement und zur Ernährung.

3.5 Interventionen

Therapeutische Interventionen bei frühkindlichen Trinkschwierigkeiten setzen in der Gestaltung von Fütterumgebung, Fütterposition und Fütterhilfsmitteln an (Hübl und Winkler 2013). Dabei werden adaptive, kompensatorische und kausale

Therapieverfahren eingesetzt. Adaptive Schluckverfahren wie die Veränderung von Bolustemperatur, -größe, -konsistenz oder des Fütterequipments modifizieren die Schluckphysiologie (Martin-Harris et al. 2008). Kompensatorische Verfahren wie Haltungsänderungen beheben die Schluckstörung nicht direkt, erleichtern aber den Transport von Nahrung oder Speichel in den Magen (Bartolome 2022c). Kausale Verfahren bahnen im Sinne einer Stimulation oralmotorische Reflexe und Reaktionen an und bauen pathologische Reflexmuster ab. In der Auswahl therapeutischer Strategien muss bei jedem Kind und jeder Familie neu entschieden werden. Es gibt keine allgemeingültigen Therapieempfehlungen, da jedes Kind und seine Bezugspersonen individuell auf Veränderungen in der Füttersituation und Interaktion miteinander reagieren. Dennoch lassen sich die Behandlungsprinzipien in der sensomotorischen Schlucktherapie bei Kindern in fünf grundlegende Prinzipien einteilen (Brooks 2018):

1. **Strategien:** therapeutische Strategien werden nach den spezifischen neuromuskulären Schädigungen mit Blick auf die jeweils gestörte Funktion ausgewählt
2. **Stabilität:** die optimierte posturale Kontrolle und Ausrichtung des Kindes ist essenziell, u. a. Kopf in Neutralstellung oder in Chin Tuck-Position, 90°-Winkel von Hüfte, Knie und Fußknöchel
3. **Spezifität:** Formulierung, Ausrichtung sowie Priorisierung der Grob- und Feinziele erfolgen nach jeweiliger Fragestellung
4. **Entwicklung:** Anlehnung an kindliche Entwicklungsschritte und Meilensteine
5. **Anpassung:** Anpassung von Schwierigkeitsgrad an Fertigkeiten und Kompetenzen des Kindes, d. h. Erhöhung des Schwierigkeitsgrades und Reduktion von therapeutischen Hilfestellungen bei verbesserten Funktionen

3.5.1 Wegweiser

Nachfolgend finden Sie eingeteilt nach Schluckphasen eine tabellarische Übersicht ▶ Tab. 3.1 bis ▶ Tab. 3.5) über die wichtigsten Symptome einer frühkindlichen Trinkschwäche und/oder Schluckstörung mit der möglichen Pathophysiologie und einer entsprechenden Übungsempfehlung für die Therapie.

Die Therapieziele in der Schlucktherapie werden nach der RUMBA-Regel ausgewählt, d. h., sie sollten relevant (*relevant*), nachvollziehbar (*understandable*), messbar (*measurable*), durch Verhalten veränderbar (*behaviorable*) und erreichbar (*achievable*) sein (*Winterholler 2020*). Die folgenden Übungen gliedern sich in Übungen zur Anbahnung des Saugens und Schluckens, zur Verbesserung des

Tab. 3.1 Wegweiser Symptom – Pathophysiologie – Übung präorale Phase (in Anlehnung an Frey 2011, Bartolome 2022b, Rapazzo und Turk 2018, Dodrill und Aftab 2019)

Was sehe ich? Symptom	Was steht dahinter? Pathophysiologie	Was kann ich tun? Übung Nr.
Kind nicht ausreichend wach	• Unreife • Schlaf-Wach-Rhythmus unreif	• ganzkörperliche Stimulation, Nr. 4.4 • Wickeln vor Trinkversuch • Anpassung der Mahlzeitenfrequenz
Kind instabil	• Unreife • erhöhter Versorgungsbedarf (u. a. Sauerstoff, absaugpflichtig)	• „Minimal Handling“ • Haut-zu-Haut-Kontakt, Nr. 4.3 • basale Stimulation • ganzkörperliche Stimulation, Nr. 4.4 • Anpassung der Lagerung/Positionierung

Tab. 3.1 Wegweiser Symptom – Pathophysiologie – Übung präorale Phase (in Anlehnung an Frey 2011, Bartolome 2022b, Rapazzo und Turk 2018, Dodrill und Aftab 2019) ***(Forts.)***

Was sehe ich? Symptom	Was steht dahinter? Pathophysiologie	Was kann ich tun? Übung Nr.
Kind beatmet (CPAP oder High-Flow-Therapie, z. B. HFNC)	• Unreife • Beatmungspflichtigkeit bzw. Atemunterstützung notwendig	• Haut-zu-Haut-Kontakt, Nr. 4.3 • ganzkörperliche Stimulation, Nr. 4.4 • non-nutritives Saugen, Nr. 4.9 • Stillen* • Fingerfeeding*, Nr. 4.10 • *nutritives Saugen nur in Absprache mit Ärzten und Pflege behutsam möglich, da Aspirationsgefahr erhöht
Kind wehrt Berührung ab	• störende Umgebungsreize und traumatische Erfahrungen • Angst • taktile Abwehr bei sensorischer Integrationsstörung	• ruhige Therapieatmosphäre • ruhige Stimmführung • indirekte, aber klare Berührungen • Aufbau Vertrauen
Kind unruhig	reduzierte proximale Stabilität, Aufmerksamkeit oder Körperwahrnehmung	• ruhige Therapieatmosphäre • Korrektur Lagerung/Positionierung • Verbesserung der selektiven Aufmerksamkeit
Rumpf- und Kopfkontrolle eingeschränkt	Dystonie	Stabilisierung und Anpassung der Lagerung/Positionierung
orofaziale Hyper- oder Hypotonie	Dystonie	• Tonusregulierung • Kieferstabilisierung, Nr. 4.28
Kind ermüdet beim Trinken	u. a. Unreife, neuromuskuläre Grunderkrankung	• Bolusmenge anpassen • Saugerwahl, Nr. 4.37
Kind schläft plötzlich beim Trinken ein	• Stresssignal • Überforderung	• Abbruch des Trinkversuches • Anpassung der Lagerung/Positionierung

Stillens und der Brustfütterung, der Flaschenfütterung, zum Einsatz adaptiver Verfahren und zur Vermeidung oraler Deprivation. Auf je einer Doppelseite finden sich links eine Illustration oder eine Abbildung der jeweiligen Übung mit klarer Handlungsanweisung für Eltern oder Bezugspersonen. Die Illustrationen sind klar und minimal gehalten, um den Blick auf wesentliche Haltungen oder Griffe zu schärfen. Farblich hinterlegte Details heben Wirkmechanismen oder bedeutsame Strukturen sowie Funktionen unterstützend zum Text hervor. Auf der rechten Seite wird die Übung im Hinblick auf Zielsetzung, Wirkungsweise, Indikation, Kontraindikation, Einsatz- und Kombinationsmöglichkeiten, Kosten, Bezugsadressen, Literatur und/oder Bemerkungen näher beleuchtet. Die Übungen können eigenständig in der Therapie eingesetzt werden. Es ist aber auch möglich, verschiedene Übungen aufeinander aufbauend bzw. in Kombination und parallel nebeneinander durchzuführen. Entscheidend ist, dass nicht jede Übung bei jedem Kind gleich wirkt. Das therapeutische Vorgehen sollte von Therapiesitzung zu Therapiesitzung erneut überprüft und angepasst werden.

Tab. 3.2 Wegweiser Symptom – Pathophysiologie - Übung orale Vorbereitungsphase (in Anlehnung an Frey 2011, Bartolome 2022b, Rapazzo und Turk 2018, Dodrill und Aftab 2019)

Was sehe ich? Symptom	Was steht dahinter? Pathophysiologie	Was kann ich tun? Übung Nr.
eingeschränkte Oralmotorik	• eingeschränkte proximale Stabilität, Wahrnehmung oder Aufmerksamkeit • Dystonie	• Anpassung der Lagerung/Positionierung • Verbesserung der Wahrnehmung • Verbesserung der selektiven Aufmerksamkeit • intraorale Stimulation, Nr. 4.6 • Kieferstabilisierung, Nr. 4.28 • DanCer-Griff, Nr. 4.21
eingeschränkte Boluskontrolle	eingeschränkte Oralmotorik	• Anpassung der Viskosität • Andicken, Nr. 4.43 • DanCer-Griff, Nr. 4.21
prädeglutitives Leaking	• eingeschränkte Boluskontrolle • unvollständiger Abschluss Velum und Zunge	• Anpassung der Viskosität • Andicken, Nr. 4.43 • intraorale Stimulation, Nr. 4.6 • Verbesserung der Zungenmotorik
Drooling	• unvollständiger Mundschluss • herabgesetzte Schluckfrequenz • zu hohe Fließgeschwindigkeit	• Verbesserung der Oralmotorik • Erhöhung der Schluckfrequenz • Wangentonisierung, Nr. 4.27 • Saugerwahl (kleineres Loch), Nr. 4.37
einseitiger Bolusverlust	einseitige Fazialisparese	Kopfneigung zur gesunden Seite
unvollständiger Mundschluss	• Dystonie • Koordinationsstörung	• Wangentonisierung, Nr. 4.27 • Mundbodenstabilisierung, Nr. 4.29
orofaziale Hyper- oder Hypotonie	Dystonie	• Tonusregulierung • ganzkörperliche Stimulation, Nr. 4.4 • orofaziale Stimulation, Nr. 4.5 • intraorale Stimulation, Nr. 4.6 • Still-/Brusthütchen für besseren Sogaufbau und Kompression
hypotone Zunge	• eingeschränkte proximale Stabilität • reduzierte intraorale Wahrnehmung	• Anpassung der Lagerung/Positionierung • Tonusregulierung ganzkörperlich und orofazial • intraorale Stimulation, Nr. 4.6 • spezielle Löffel (texturiert)
hypertone Zunge	Kompensationsmuster	• Tonusregulierung ganzkörperlich und orofazial • Anpassung der Lagerung/Positionierung
Zungenstoß	fehlender Mundschluss, physiologisches Muster bis ca. 4.–6. Lebensmonat	• Verbesserung des Mundschlusses • Verbesserung der Oralmotorik

3

Tab. 3.2 Wegweiser Symptom – Pathophysiologie - Übung orale Vorbereitungsphase (in Anlehnung an Frey 2011, Bartolome 2022b, Rapazzo und Turk 2018, Dodrill und Aftab 2019) *(Forts.)*

Was sehe ich? Symptom	Was steht dahinter? Pathophysiologie	Was kann ich tun? Übung Nr.
reduzierte intraorale Wahrnehmung	intraorale Wahrnehmungsstörung	• Anpassung von Viskosität und Temperatur (Andicken, kühle Milch), Nr. 4.44 • spezielle Löffel (texturiert) • intraorale Stimulation, Nr. 4.6
Saugschwäche	• neurologische Grunderkrankung • Wahrnehmungs- und Koordinationsstörung	• Saugstimulation, Nr. 4.7 • intraorale Stimulation, Nr. 4.6
Beißreaktion	• eingeschränkte Rumpf- und Kopfhaltung • orale Hypersensibilität	• Anpassung der Lagerung/Positionierung • Desensibilisierung und Förderung der intraoralen Wahrnehmung
Würgereaktion	• Stresssignal • Überforderung • Aspiration	• Anpassung der Positionierung/Lagerung • erhöhte Lagerung • Abbruch des Trinkversuches

Tab. 3.3 Wegweiser Symptom – Pathophysiologie - Übung orale Phase (in Anlehnung an Frey 2011, Bartolome 2022b, Rapazzo und Turk 2018, Dodrill und Aftab 2019)

Was sehe ich? Symptom	Was steht dahinter? Pathophysiologie	Was kann ich tun? Übung - Nummer
eingeschränkte Oralmotorik	• eingeschränkte proximale Stabilität, Wahrnehmung oder Aufmerksamkeit • Dystonie	• Anpassung der Lagerung/Positionierung • Verbesserung der Wahrnehmung • Verbesserung der selektiven Aufmerksamkeit • intraorale Stimulation, Nr. 4.6 • Kieferstabilisierung, Nr. 4.28
eingeschränkter Bolustransport	reduzierte Oralmotorik	• Anpassung der Viskosität • intraorale Stimulation, Nr. 4.6 • Wangentonisierung, Nr. 4.27 • DanCer-Griff, Nr. 4.21
verzögerte Triggerung der Schluckreaktion und prädeglutitives Leaking	• intraorale Sensibilitätsstörung • reduzierte Oralmotorik	• Anpassung von Viskosität und Temperatur • Andicken, Nr. 4.43 • thermale Stimulation, Nr. 4.8 • Mundbodenstimulation, Nr. 4.29
ausbleibende Triggerung der Schluckreaktion	• Hirnnervenausfälle (z. B. Glossopharyngeusparese) • reduzierte Zungenmotorik	• intraorale Stimulation, Nr. 4.6 • Saugstimulation, Nr. 4.7 • thermale Stimulation an den Gaumenbögen, Nr. 4.8
postdeglutitiv orale Residuen	intraorale Wahrnehmungs- und Koordinationsstörung	• Nachschlucken • intraorale Stimulation, Nr. 4.6

Tab. 3.4 Wegweiser Symptom – Pathophysiologie – Übung pharyngeale Phase (in Anlehnung an Frey 2011, Bartolome 2022b, Rapazzo und Turk 2018, Dodrill und Aftab 2019)

Was sehe ich? Symptom	Was steht dahinter? Pathophysiologie	Was kann ich tun? Übung Nr.
Koordinationsstörung der pharyngealen Muskeln	eingeschränkte proximale Stabilität, Wahrnehmung oder Aufmerksamkeit	• Anpassung der Lagerung/ Positionierung • Verbesserung der intraoralen Wahrnehmung • Verbesserung der selektiven Aufmerksamkeit
verminderte Schluckaktivität	reduzierte laryngohyoidale Verlagerung beim Schlucken	• Mundbodenstimulation, Nr. 4.29 • intraorale Stimulation, Nr. 4.6 • Shaker-Manöver (adaptiert), Nr. 4.31
eingeschränkte Saug-Schluck-Atem-Koordination	• Unreife • Überforderung • zu hohe Fließgeschwindigkeit	• Anpassen der Lagerung/ Positionierung • erhöhte Seitenlagerung, Nr. 4.23 • Fingerfeeding, Nr. 4.10 • Stillen • Saugerwahl (Niedrigflusssauger), Nr. 4.37 • Pacing, Nr. 4.30 • Andicken, Nr. 4.43
• reduzierter velopharyngealer Verschluss • nasales Leaking	z. B. Gaumenspalte, Hirnnervenausfälle	• Hoppe-Reiter-Sitz, Nr. 4.16 • Andicken, Nr. 4.43 • Anpassen der Bolusgröße • Einsetzen der Mund-Nasen-Trennplatte
intradeglutitive Aspiration	• intraorale Sensibilitätsstörung • einseitige Stimmlippenlähmung • unvollständige oder ausbleibende Schluckreflextriggerung • eingeschränkte Saug-Schluck-Atem-Koordination	• ganzkörperliche Stimulation, Nr. 4.4 • orofaziale Stimulation, Nr. 4.5 • intraorale Stimulation, Nr. 4.6 • Stimulation an den Gaumenbögen, Nr. 4.8 • Saugstimulation, Nr. 4.7 • Pacing, Nr. 4.30 • Mundbodenstimulation, Nr. 4.29
postdeglutitive Penetration/Aspiration	reduzierter pharyngealer Druck	• Nachschlucken • Anpassen der Viskosität
verzögerte oder ausbleibende Triggerung der Schluckreaktion	• intraorale Sensibilitätsstörung • unvollständige laryngohyoidale Verlagerung • reduzierte Zungenmotorik • Hirnnervenausfälle	• intraorale Stimulation, Nr. 4.6 • Stimulation an den Gaumenbögen, Nr. 4.8 • Kieferstabilisierung, Nr. 4.28 • Mundbodenstabilisierung, Nr. 4.29 • Verbesserung der Zungenmotorik

Tab. 3.4 Wegweiser Symptom – Pathophysiologie – Übung pharyngeale Phase (in Anlehnung an Frey 2011, Bartolome 2022b, Rapazzo und Turk 2018, Dodrill und Aftab 2019) ***(Forts.)***

Was sehe ich? Symptom	**Was steht dahinter? Pathophysiologie**	**Was kann ich tun? Übung Nr.**
pharyngeale Residuen	• intraorale Sensibilitätsstörung • eingeschränkte Koordination und Kontraktion der Pharynxkonstriktoren • reduzierte Zungenbasisretraktion	• Nachschlucken • Anpassen der Bolusmenge • intraorale Stimulation, Nr. 4.6
einseitige pharyngeale Residuen	einseitige Hirnnervenausfälle und Schwäche der pharyngealen Muskulatur (z. B. Glossopharyngeusparese)	Kopfdrehung auf kranke Seite
reduzierter Larynxverschluss	• Fehlbildung (z. B. Laryngomalazie) • unvollständige laryngohyoidale Verlagerung beim Schlucken • eingeschränkte Saug-Schluck-Atem-Koordination	• Anpassen der Lagerung/Positionierung • seitliche Halbbauchlage • Pacing, Nr. 4.30 • Shaker-Manöver (adaptiert), Nr. 4.31 • Anpassen des Saugerflusses (Niedrigflusssauger), Nr. 4.37
• unvollständige oder fehlende Öffnung des oberen Ösophagussphinkters • postdeglutitive Residuen	• Dysfunktion des oberen Ösophagussphinkters • reduzierte Larynxelevation, eingeschränkte Zungenbasisretraktion und Pharynxkontraktion	• leer Nachschlucken • Shaker-Manöver (adaptiert), Nr. 4.31 • Anpassung Viskosität

Tab. 3.5 Wegweiser Symptome – Pathophysiologie – Übung ösophageale Phase (in Anlehnung an Frey 2011, Bartolome 2022b, Rapazzo und Turk 2018, Dodrill und Aftab 2019)

Was sehe ich? **Symptome**	**Was steht dahinter?** **Pathophysiologie**	**Was kann ich tun?** **Übung - Nummer**
häufiges Erbrechen, Weinen und Nahrungsverweigerung nach zunächst gutem Trinkbeginn	Verdacht auf gastroenterologische Erkrankung	Abklärung und Rücksprache mit Kinderarzt/Gastroenterologen
postdeglutitive Residuen	verkürzte oder fehlende Öffnung des oberen Ösophagussphinkters	leer Nachschlucken
Aufstoßen von Nahrung oder Luft nach Trinken	• Reflux (u. U. physiologisch im 1. Lebensjahr, Rücksprache mit Kinderarzt) • Aerophagie	• Seitenlagerung • erhöhte Seitenlagerung • Anpassung der Lagerung nach Mahlzeit (Oberkörperhochlagerung) • Andicken bzw. Anti-Reflux-Nahrung, Nr. 4.43

4 Übungen

4.1 Anatomie

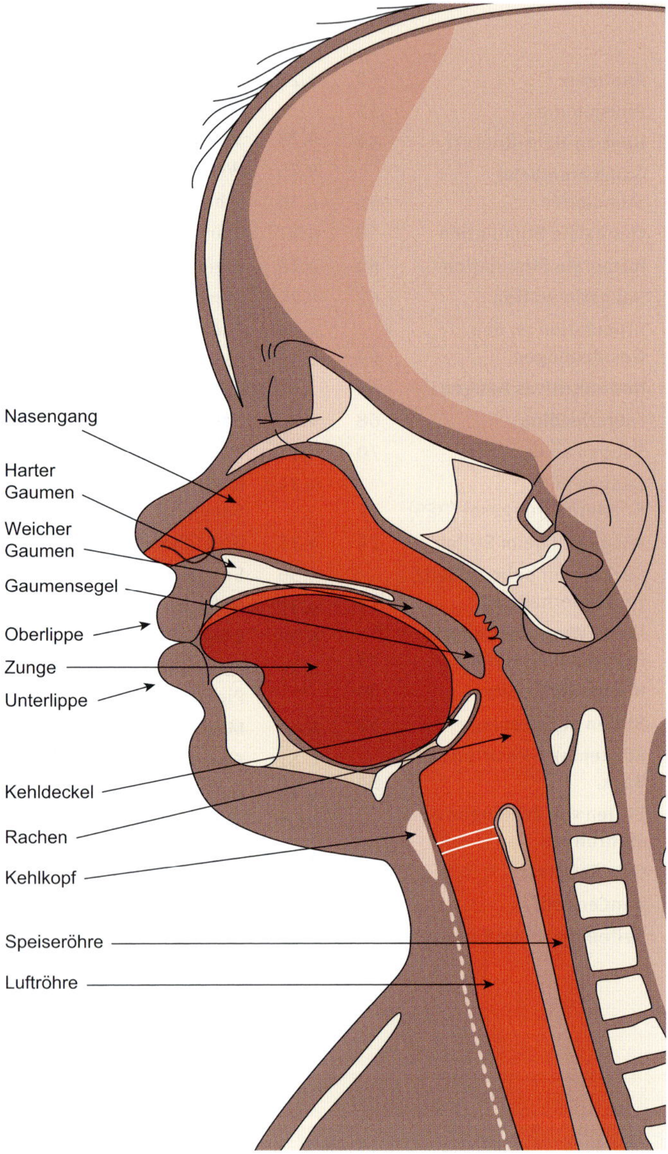

Abb. 4.1 Anatomie [L322]

4.1 Anatomie

Ziel

Verständnis für körperliche Strukturen im Kopf-Hals-Bereich bei Kindern schaffen, Erarbeitung von Wortschatz und Wissensvermittlung zu den schluckspezifischen anatomischen Strukturen im Allgemeinen sowie individuell, Prävention

Wirkungsweise

Das orientierende Wissen um die Besonderheiten der kindlichen Anatomie im Kopf-Hals-Bereich gibt den Bezugspersonen Sicherheit und macht therapeutische Interventionen nachvollziehbarer. Die Eltern oder fütternde Person werden sensibilisiert für die Lage und Form der am Schluckvorgang beteiligten Strukturen.

Indikation

Eltern- und Angehörigenarbeit zu Therapiebeginn oder während der therapeutischen Beratung

Kontraindikation

Keine

Einsatzmöglichkeiten

Saug- und Trinkschwäche, kindliche Dysphagie, Fütterstörung

Kombination mit

Schaubilder, Organmodelle, Physiologie

Bemerkungen

Die Gegenüberstellung funktionsrelevanter Besonderheiten der kindlichen Anatomie im Vergleich zur Anatomie älterer Kinder und Erwachsener ist hilfreich.

4.2 Physiologie

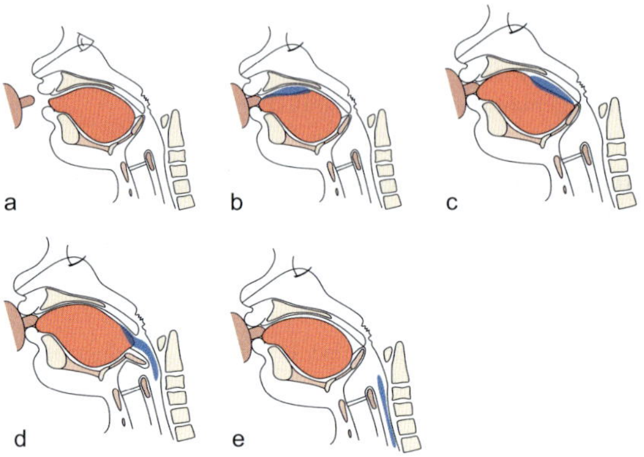

Abb. 4.2 a-e Physiologie [L322]

Beschreibung der Schluckphasen

(a) **Vorbereitung auf das Trinken**
Durch Schmatzen, Suchbewegungen oder Schreien zeigt das Kind Hunger an. Das Kind dreht nach Berührung der Wangen seinen Kopf in Richtung Milchquelle und öffnet die Lippen.

(b) **Saugen**
Die Lippen umschließen die Brustwarze oder den Sauger. Beim Trinken an der Brust öffnet das Kind seinen Mund weit und saugt die Brustwarze bis an den hinteren Teil des Gaumens. Das Kind baut mit Zunge und Gaumen Sog auf und drückt die Brust oder den Sauger so zusammen, dass Milch herausfließen kann. Während des Saugens atmet das Kind durch die Nase. Zungenbasis und Gaumensegel nähern sich und verhindern ein vorzeitiges Abgleiten von Milch in den Rachen.

(c) **Transport in den Rachen**
Das Kind hält die Milch auf der Zungenmitte und transportiert diese mit Hilfe der Zunge nach hinten in Richtung Rachen. Die Milch wird zunächst in den Valleculae, zwischen Zunge und weichem Gaumen oder auf dem Zungenrücken gesammelt. Nach ein bis drei Saugbewegungen und ab einer ausreichenden Milchmenge wird der Schluckvorgang schließlich ausgelöst.

(d) **Transport durch den Rachen**
Mit Auslösung des Schluckreflexes verläuft das Schlucken unwillkürlich. Das Gaumensegel bildet mit der Rachenhinterwand einen Abschluss, sodass keine Milch durch die Nase fließen kann. Die Rachenmuskulatur kontrahiert, der Kehldeckel senkt sich und die Stimmlippen sowie die Taschenfalten werden verschlossen.

(e) **Transport durch die Speiseröhre**
Die Milch fließt durch den geöffneten Speiseröhreneingang in die Speiseröhre. Der Speiseröhreneingang wird unmittelbar danach wieder verschlossen und verhindert so einen Rückfluss der Milch in den Rachen. Mittels peristaltischer Wellen der Speiseröhrenmuskulatur wird die Milch in den Magen transportiert.

4.2 Physiologie

Ziel
Verständnis für Funktionsabläufe der kindlichen Nahrungsaufnahme und des Schluckens erreichen, Darstellung möglicher Besonderheiten des kindlichen Schluckmusters sowie -ablaufs im Allgemeinen und individuell, Prävention

Wirkungsweise
Das Wissen um die Schluckabläufe in den einzelnen Schluckphasen gibt den Bezugspersonen Sicherheit und macht therapeutische Interventionen nachvollziehbar. Die Eltern oder fütternde Person werden sensibilisiert für die Zusammenhänge der Nahrungsaufnahme und des Schluckens.

Indikation
Eltern- und Angehörigenarbeit zu Therapiebeginn oder während der therapeutischen Beratung

Kontraindikation
Keine

Einsatzmöglichkeiten
Saug- und Trinkschwäche, kindliche Dysphagie, Fütterstörung

Kombination mit
Anatomie, Schaubilder, Organmodelle, Videosequenzen

Bemerkungen
Versuchen Sie für die Beratung einen passenden Zeitpunkt und Kontext zu finden sowie genug Zeit für mögliche Fragen einzuplanen. Im Zusammenhang mit der Beratung können radiologische oder endoskopische Aufnahmen der Schluckphysiologie hilfreich sein.

4.3 Haut-zu-Haut-Kontakt

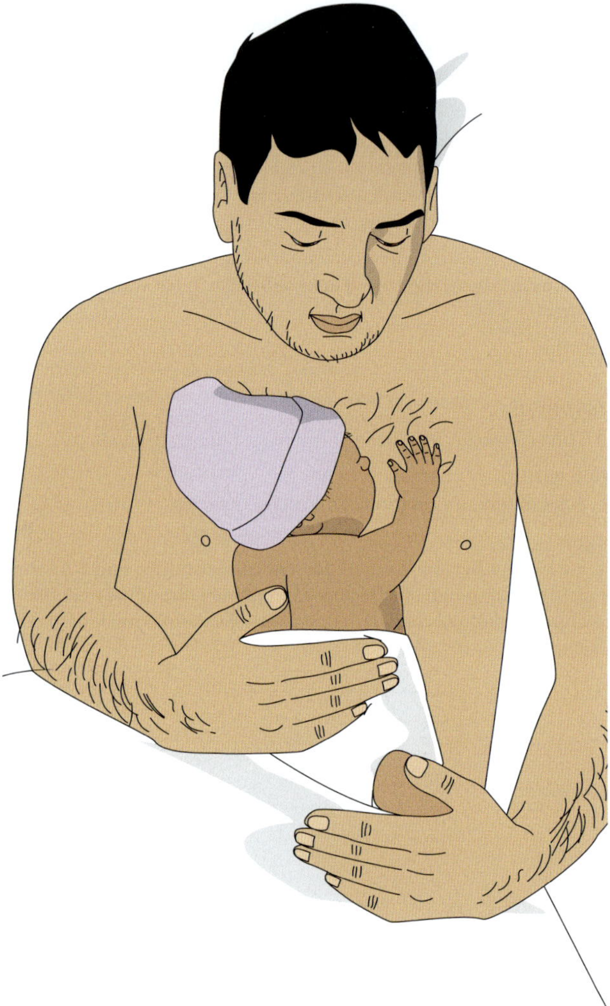

Abb. 4.3 Haut-zu-Haut-Kontakt [L322]

Nehmen Sie eine bequeme Sitzposition ein und legen Sie Ihr nur mit Mütze und Windel bekleidetes Kind auf Ihren nackten Brustkorb. Halten Sie Ihr Kind in senkrechter Position mit dem Bauch zu Ihnen zugewandt auf Ihrem Oberkörper. Legen Sie eine Decke oder Handtuch über Ihr Kind. Ihr Kind spürt so Ihren Geruch, Ihre Haut und Atembewegungen und kommt zur Ruhe.

4.3 Haut-zu-Haut-Kontakt

Ziel

Aufbau Eltern-Kind-Kontakt, Bonding, Ermöglichen von Brusterfahrung, Unterstützung und Aufrechterhaltung der Laktation, Stimulation der taktilen, auditiven, olfaktorischen und gustatorischen Wahrnehmung, Anbahnung der Saugreaktion

Wirkungsweise

Die Eltern oder Bezugspersonen legen das Früh- bzw. Neugeborene auf ihren nackten Oberkörper im Haut-zu-Haut-Kontakt – unterstützt mit Stillkissen, Decken oder Tüchern. Diese Technik wurde 1983 in Südamerika aus einer Notsituation heraus entwickelt. Seit 2014 empfiehlt die WHO diese Methode für Frühgeborene weltweit. Durch den engen Körperkontakt wird die Körpertemperatur stabil gehalten, der Herzrhythmus sowie die Atmung reguliert. Eine Gewichtszunahme wird unterstützt und möglichen Schmerzen entgegnet. Die Mutter oder Bezugsperson wird im Sinne der Selbstwirksamkeit wiederum gestärkt. Die Eltern sollten möglichst abwechselnd im Haut-zu-Haut-Kontakt Zeit mit ihrem Kind verbringen.

Indikation

Bei gesunden als auch komplex kranken und/oder frühgeborenen Neugeborenen

Kontraindikation

Instabilität des Neugeborenen

Varianten

- Im Sitzen
- Im Liegen

Kombination mit

Stillen, zeitgleiche Sondierung über eine Nährsonde, „Känguru“-Stuhl, Wickelshirt oder Sweater

Bemerkungen

Der frühe Haut-zu-Haut-Kontakt zwischen Mutter und Kind für je 1 h am Tag zeigt positive Wirkung auf die emotionale Entwicklung noch nach über 10 Jahren (Feldmann et al. 2014). Der Hautkontakt zwischen Mutter und Säugling verbessert die Koordination des Kindes (Machold et al. 2021, Thirukumar 2021, Lau 2018).

4.4 Ganzkörperliche Stimulation

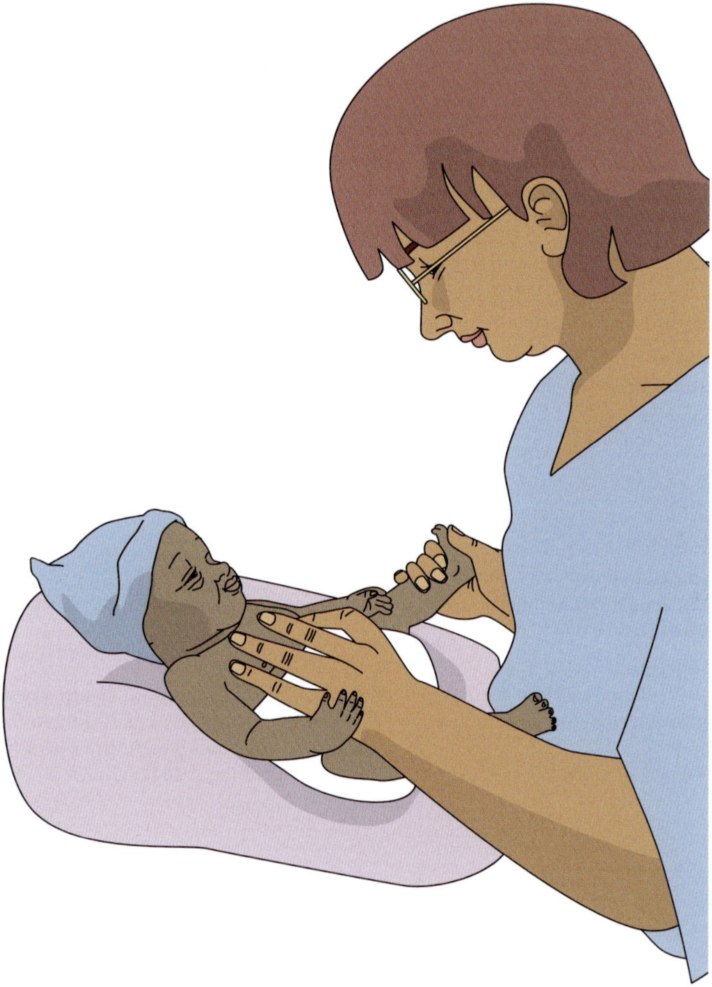

Abb. 4.4 Ganzkörperliche Stimulation [L322]

Der Therapeut stimuliert den gesamten Körper Ihres Kindes mit Hilfe von Berührung, Streichen, Druck, Dehnung und Vibration.

4.4 Ganzkörperliche Stimulation

Ziel
Schaffung einer ausgeglichenen Körperspannung, Aufmerksamkeits- und Sensibilitätssteigerung, Anbahnung oraler Reaktionen und Schluckmuster, Anbahnung einer oralen Kostaufnahme

Wirkungsweise
Durch Druck, Zug, Dehnung und Vibration werden über muskuläre und nervale Leitungsbahnen schluckrelevante Prozesse angeschoben und Haltungsmuster aufgebaut, das Kind wird aufmerksamer und wacher für nachfolgende Übungen.

Indikation
Bei hypo- und hypertonen Spannungszuständen, Einschränkungen der Wachheit und Aufmerksamkeit, bei komplex kranken bzw. frühgeborenen Neugeborenen

Kontraindikation
Instabilität, Schmerzen

Varianten
Therapieansätze: u. a. Castillo Morales®, F. O. T. T.®, Bobath, Vojta, Neuromotorische Kontrolle nach Juan José Brondo, Basale Stimulation®, Babymassage nach Frédérick Leboyer

Kombination mit
Sing- und Reimspiele, Babypflegeöl

Bemerkungen
Die einzelnen Konzepte erfordern ein umfassendes Wissen und praktische Erfahrung durch den jeweiligen speziell ausgebildeten Fachtherapeuten (Anhang: Wichtige Adressen).

4.5 Orofaziale Stimulation

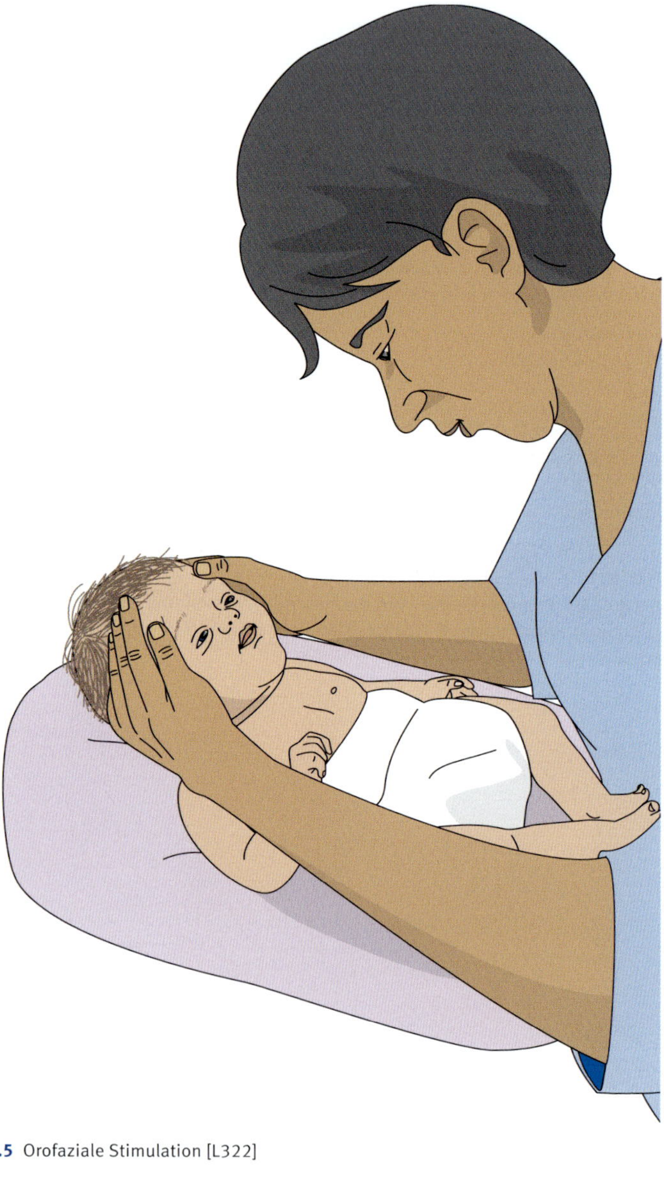

Abb. 4.5 Orofaziale Stimulation [L322]

Der Therapeut stimuliert Ihr Kind im Gesichtsbereich mit Hilfe von Berührung, Streichen, Druck, Dehnung und Vibration.

4.5 Orofaziale Stimulation

Ziel
Herstellen eutoner Spannungszustände im Gesichts- und Mundbereich, Sensibilitätssteigerung orofazial, Anbahnung einer oralen Kostaufnahme

Wirkungsweise
Durch Zug, Druck, Dehnung und Vibration im Gesichtsbereich werden neuronale und muskuläre Bahnen aktiviert und schluckrelevante Reaktions- und Bewegungsmuster angebahnt.

Indikation
Hyper- oder hypotone Spannungszustände im Gesichts- und Mundbereich, fehlende bzw. unzureichende oralmotorische Reaktionen, müde und aufmerksamkeitsschwache Neugeborene

Kontraindikation
Instabilität, Schmerzen, nur eingeschränkt möglich bei invasiver Beatmung

Varianten
u. a. F.O.T.T.®, Castillo Morales®

Einsatzmöglichkeiten
Saug- und Trinkschwäche, kindliche Dysphagie, (posttraumatische) Fütterstörung

Bemerkungen
Beachten Sie die Therapiekonzepte. Voraussetzung sind eine aktive oder passive Rumpf- und Kopfstabilität bei Lagerung und Positionierung, z. B. Lagerung im Wärmebett mit Hilfe von Hörnchenkissen, Mullwindeln, Tüchern oder Positionierung in erhöhter Rückenlage.

4.6 Intraorale Stimulation

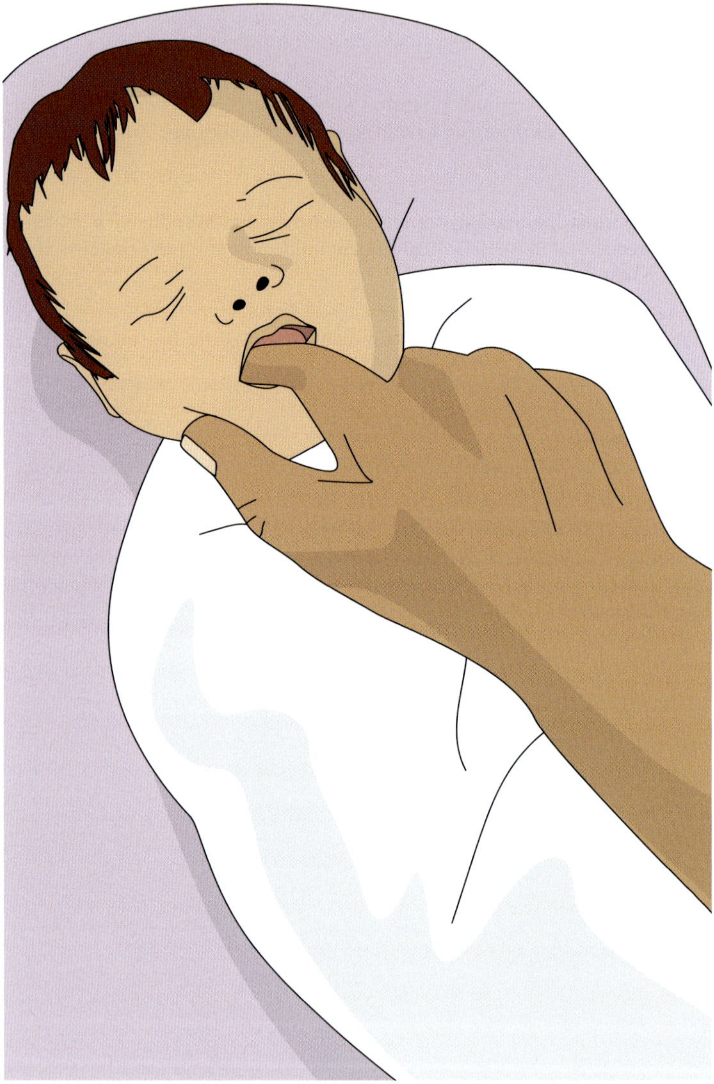

Abb. 4.6 Intraorale Stimulation [L322]

Der Therapeut zeigt Ihnen, wie Sie Ihr Kind im Mundbereich und auf der Zunge mit Hilfe von Streichen, Druck, Dehnung und Vibration stimulieren können.

4.6 Intraorale Stimulation

Ziel
Schaffen eutoner Spannungsverhältnisse im Mundraum, Anbahnung oralmotorischer Reaktionen (Saugstimulation) und einer oralen Kostaufnahme

Wirkungsweise
Durch Zug, Druck, Dehnung und Vibration werden schluckrelevante neuronale und muskuläre Prozesse aktiviert sowie das Saugen und Schlucken fazilitiert. Hierfür wird der kleine oder Zeigefinger zunächst an die Lippen und danach vorsichtig in den Mund des Neugeborenen geführt. Anschließend werden beide Wangeninnenseiten (M. buccinator, Daumen außen) und danach die Zunge beginnend ab der Zungenmitte mit leichtem Druck nach vorn ausgestrichen. Diese Bewegungen werden 3- bis 5-mal wiederholt.

Indikation
Fehlende und/oder unzureichende Saug- und Schluckreaktion

Kontraindikation
Aspiration, Instabilität, invasive Beatmung, massiv übersteigerte Würgereaktion

Einsatzmöglichkeiten
Kindliche Dysphagie, Saugschwäche

Kombination mit
Ganzkörperliche Stimulation, orofaziale Stimulation, thermale Stimulation, Saugen am Watteträger

Bemerkungen
Eltern oder Bezugspersonen anleiten, damit nur eine Person mit Finger in den Mund des Neugeborenen geht, Handschuhe hinsichtlich des Geruchs überprüfen, Finger mit etwas Mutter- oder Neugeborenenmilch benetzen, bevor intraoral gearbeitet wird.

4.7 Saugstimulation

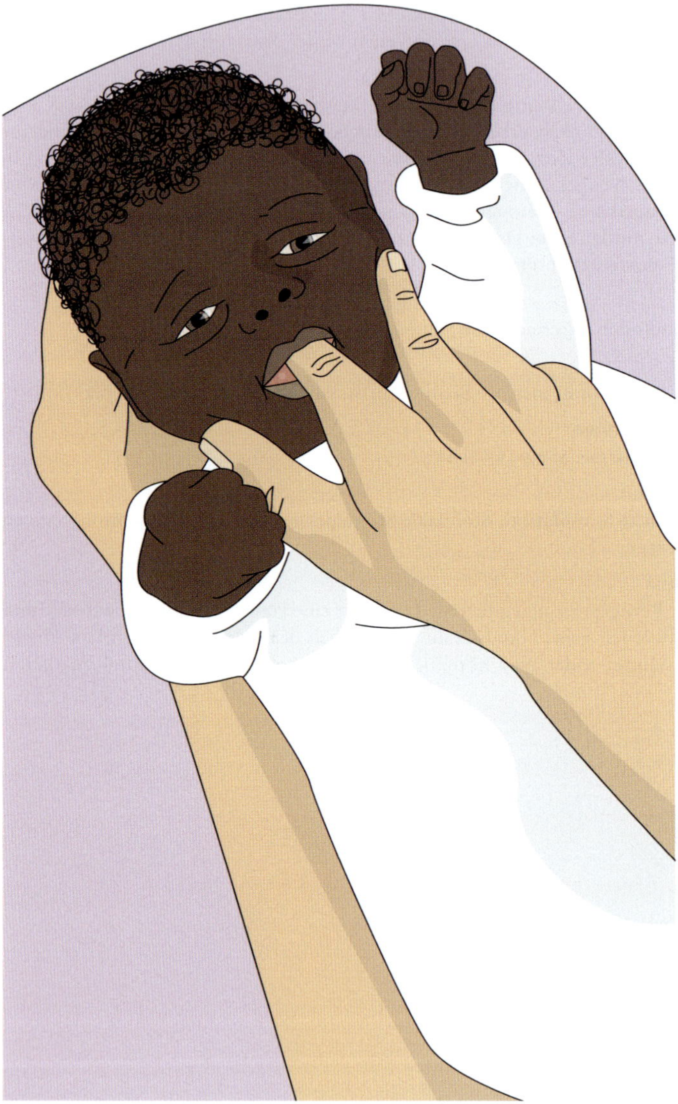

Abb. 4.7 Saugstimulation [L322]

Der Therapeut stimuliert Ihr Kind im Mundbereich und regt das Kind behutsam zum Saugen an.

4.7 Saugstimulation

Ziel
Anbahnung der physiologischen Saugreaktion, Vorbereitung für den ersten Trinkversuch

Wirkungsweise
Mit Hilfe von taktilen, gustatorischen und olfaktorischen Stimuli wird das Saugen zunächst ohne Nahrung und später mit Nahrung fazilitiert. Nach Auslösen der Suchreaktion durch Streichen oder Berühren der Wangen/Lippen wird der Zeige- oder kleine Finger vorsichtig in den Mund geführt. Schließlich wird der Finger nach oben gedreht, sodass er zwischen Zunge und Papilla incisiva zur Ruhe kommt. Durch vorsichtiges Bewegen von hinten nach vorn wird das Neugeborene zum Saugen angeregt. Unterstützend können weiterhin die Wangen und Lippen zur Mitte hin ausgestrichen werden.

Indikation
Unzureichende und/oder fehlende Saugreaktion

Kontraindikation
Instabilität, invasive Beatmung, das Liegen einer oralen Schlürfsonde

Einsatzmöglichkeiten
Saugschwäche, kindliche Dysphagie

Kombination mit
Ganzkörperliche Stimulation, orofaziale Stimulation, intraorale Stimulation, non-nutritives Saugen, Saugen am Sauger/Watteträger, Fingerfeeding

Bemerkungen
Bei ausbleibender Suchreaktion muss zunächst an dieser gearbeitet werden, bevor das Neugeborene zum Saugen finden kann. Das Neugeborene sollte entsprechend wach und aufmerksam sein. Die Saugstimulation sollte hochfrequent täglich durchgeführt werden.

4.8 Stimulation an den Gaumenbögen

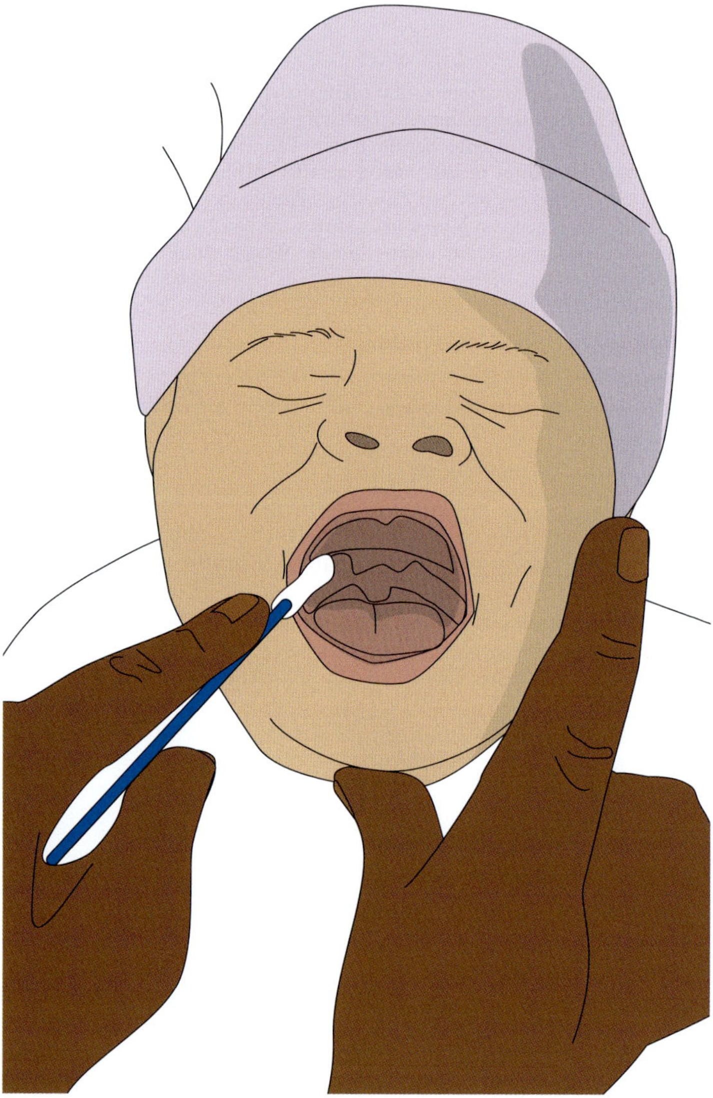

Abb. 4.8 Stimulation an den Gaumenbögen [L322]

Der Therapeut stimuliert Ihr Kind behutsam im hinteren Mundraum mit einem schmalen kalten Stieltupfer oder Zahnspiegel. Danach wird Ihr Kind zum Schlucken angeregt.

4.8 Stimulation an den Gaumenbögen

Ziel
Anbahnung der physiologischen Schluckreaktion, Erhöhung der Speichelschluckfrequenz

Wirkungsweise
Schmale gefrorene Watteträger (bei Aspiration gefrorene Zahnspiegel) werden nach zuvor durchgeführter ganzkörperlicher und/oder orofazialer Stimulation in den Mund und im Bereich der vorderen Gaumenbögen 3- bis 5-mal von oben nach unten geführt. Anschließend wird das Neugeborene zum Schlucken angeregt. Dieser Vorgang wird 3-mal je Seite wiederholt. Damit wird die Reizschwelle für die Schluckreaktionsauslösung kurzfristig herabgesetzt. Der Kopf des Kindes wird in Neutralstellung gehalten.

Indikation
Herabgesetzte bzw. fehlende Schluckreaktion bei u. a. Paresen wie z. B. Glossopharyngeusparese

Kontraindikation
Aspiration, übersteigerte orale Abwehrmechanismen

Einsatzmöglichkeiten
Kindliche Dysphagie

Kombination mit
Mundbodenstimulation, orofaziale Stimulation, luftige Schaumkost für basale Stimulation

Bemerkungen
Viele Neugeborene tolerieren die Schluckstimulation nur mäßig. Hier muss über andere Wege das Schlucken fazilitiert werden. Eine Mundbodenstimulation erleichtert ebenfalls das Auslösen der Schluckreaktion.

4.9 Non-nutritives Saugen

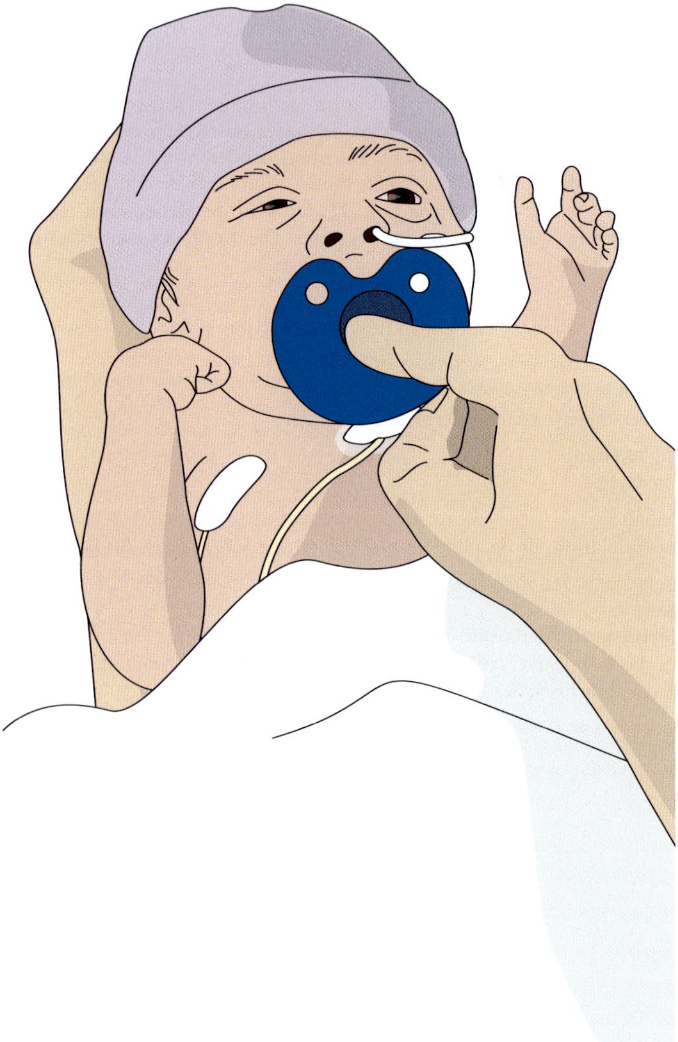

Abb. 4.9 Non-nutritives Saugen [L322]

Lassen Sie Ihr Kind am Schnuller oder an Ihrem Finger saugen, ohne Milch über den Mund aufzunehmen. Saugt es während der Sondierung am Schnuller, verbindet Ihr Kind das angenehme Sättigungsgefühl mit dem Saugen und trainiert seine Saugmuster.

4.9 Non-nutritives Saugen

Ziel

Verbesserung des Saugmusters, Stärkung muskulärer orofazialer Funktionen, Normalisierung oraler sensomotorischer Funktionen, Vermeidung einer oralen Deprivation

Wirkungsweise

Das Neugeborene saugt am Finger des Therapeuten oder der Bezugsperson, am eigenen Daumen oder am Schnuller, ohne Nahrung aufzunehmen. Das non-nutritive Saugen kann sinnvoll während der Sondierung eingesetzt werden. Hier verknüpft das Kind das Saugen sowie die damit verbundenen sensorischen Informationen positiv mit der Nahrungsaufnahme. Eine Überproduktion der Magensäure wird vermieden.

Indikation

Fehlende oder unzureichende Saugreaktion, bei Voll- und Teilsondierung

Kontraindikation

Übersteigerte orale Abwehrmechanismen

Einsatzmöglichkeiten

Kindliche Dysphagie, Saug- und Trinkschwäche

Kombination mit

Haut-zu-Haut-Kontakt

Bemerkungen

Bitte Einweghandschuhe verwenden. Eine Saugverwirrung sowie das dauerhafte Saugen am Schnuller oder Daumen wird aus eigener Erfahrung nicht begünstigt.

Literatur

Der Klinikaufenthalt von Neugeborenen wird durch frühzeitig eingesetztes non-nutritives Saugen verkürzt. Saugmuster verbessern sich bei regelmäßigem Saugen und die Sauerstoffsättigung ist besser (Foster, Psaila und Patterson 2016, Morren et al. 2002).

4.10 Fingerfeeding

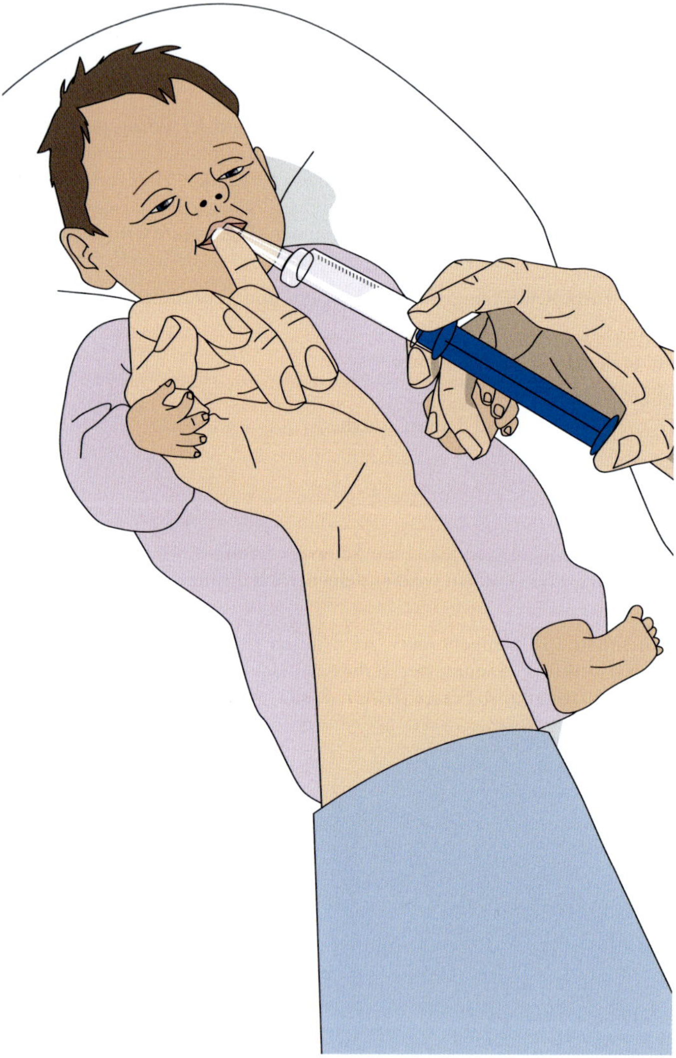

Abb. 4.10 Fingerfeeding [L322]

Der Therapeut lässt Ihr Kind am Finger saugen und gibt angepasst an das Saugmuster kleine Mengen Milch mit Hilfe eines Aufsatzes in die Wangentasche Ihres Kindes. Anschließend wird das Kind zum Schlucken angeregt.

4.10 Fingerfeeding

Ziel

Effizientes und aspirationsfreies Schlucken, Anregung der Saug-, Schmeck-, Riech- und Schluckfunktionen, Anbahnung einer oralen Kostaufnahme, Verbesserung der Atem-Saug-Schluck-Koordination beim Trinken

Wirkungsweise

Der Therapeut führt den kleinen Finger behutsam mittig und in Höhe der Papilla incisiva in den Mund des Neugeborenen und regt das Kind zum Saugen an. Mittels eines auf eine Spritze aufgesteckten Aufsatzes (z. B. Medela) wird dem Neugeborenen vorsichtig Kolostrum, Muttermilch oder Milchergänzungsmittel in den Mund gegeben, sobald das Kind am Finger saugt. Der Fingerfeeder wird dabei unmittelbar am Finger in den Mund des Neugeborenen geführt. Anschließend wartet der Therapeut, bis das Kind geschluckt und geatmet hat. Erst danach wird der Vorgang wiederholt.

Indikation

Ausgeprägte Koordinationsstörungen von Atmen, Saugen und Schlucken

Kontraindikation

Aspiration

Einsatzmöglichkeiten

Saug- und Trinkschwäche, kindliche Dysphagie

Kosten

Zu beziehen z. B. bei der Firma Medela oder in Apotheken:

- Fingerfeeder Silikon, Stück ca. 7,90 €
- Spritze, z. B. Braun Einwegspritze 10 ml, Stück ca. 0,40 €

Kombination mit

Ganzkörperliche Stimulation, orofaziale Stimulation, Saugstimulation, Seitenlage, Stillen

Bemerkungen

Anstelle eines Aufsatzes kann ebenso eine dünne Ernährungssonde auf die Spritze aufgesteckt und für das kontrollierte Fingerfüttern benutzt werden.

Literatur

Fingerfütterung ist eine wirksame Methode zur Verbesserung der Saugfähigkeit, zur Beschleunigung des Übergangs zum Stillen und zur Verkürzung der Krankenhausaufenthaltsdauer (Buldur 2020).

4.11 Saugen an der Brust

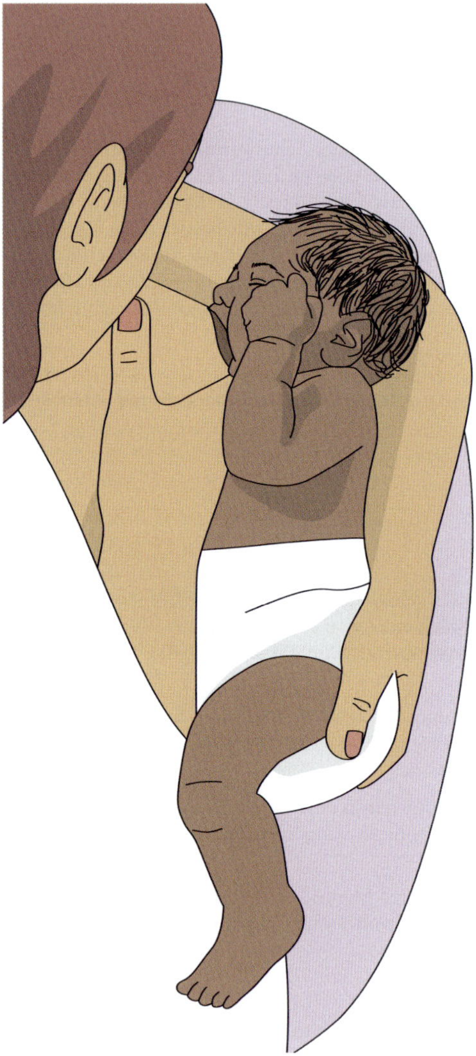

Abb. 4.11 Saugen an der Brust [L322]

Setzen oder legen Sie sich auf eine bequeme Unterlage und legen Sie Ihr Kind stabil und gut gestützt unmittelbar auf Brusthöhe ab. Ihr Kind liegt mit dem Bauch an Ihrem Bauch, der Körper bildet über Kopf und Schulter bis zur Hüfte eine Linie und die Nase befindet sich in Höhe der Brustwarze. Regen Sie Ihr Kind sanft an, die Brustwarze zu fassen und daran zu saugen.

4.11 Saugen an der Brust

Ziel

Anregung der Schmeck-, Riech-, Saug- und Schluckfunktionen, Ermöglichen der Brusterfahrung, Anbahnung der oralen Kostaufnahme, Stärkung der orofazialen Entwicklung, Förderung der Mutter-Kind-Bindung

Wirkungsweise

Das Neugeborene hat die Möglichkeit, an der Brust der Mutter erste Erfahrungen zu sammeln, Körperkontakt aufzubauen und an der Mamilla zu saugen. Das Bonding zwischen Mutter und Kind wird unterstützt, die Milchbildung angeregt und das Stillen angebahnt. Das Neugeborene kann beginnend mit kleinen Milchmengen nach und nach sein individuelles Saugmuster an der Mutterbrust erlernen.

Indikation

Unzureichende und/oder fehlende Saugreaktion, eingeschränkte Koordination von Atmen, Saugen und Schlucken, reduzierte Laktation, Atemwegserkrankung

Kontraindikation

Instabilität des Neugeborenen

Einsatzmöglichkeiten

Saug- und Trinkschwäche, kindliche Dysphagie

Kombination mit

Haut-zu-Haut-Kontakt, non-nutritives Saugen, Brusternährungsset, C-Griff

Bemerkungen

Bei den ersten Trinkversuchen sollte die Mutter die Milch vorher behutsam aus der Brust streichen, bevor das Kind angelegt wird. Dadurch werden Milchfluss und -menge reguliert und das Kind nicht sofort überfordert.

4.12 Saugen mit Brusternährungsset (BES)

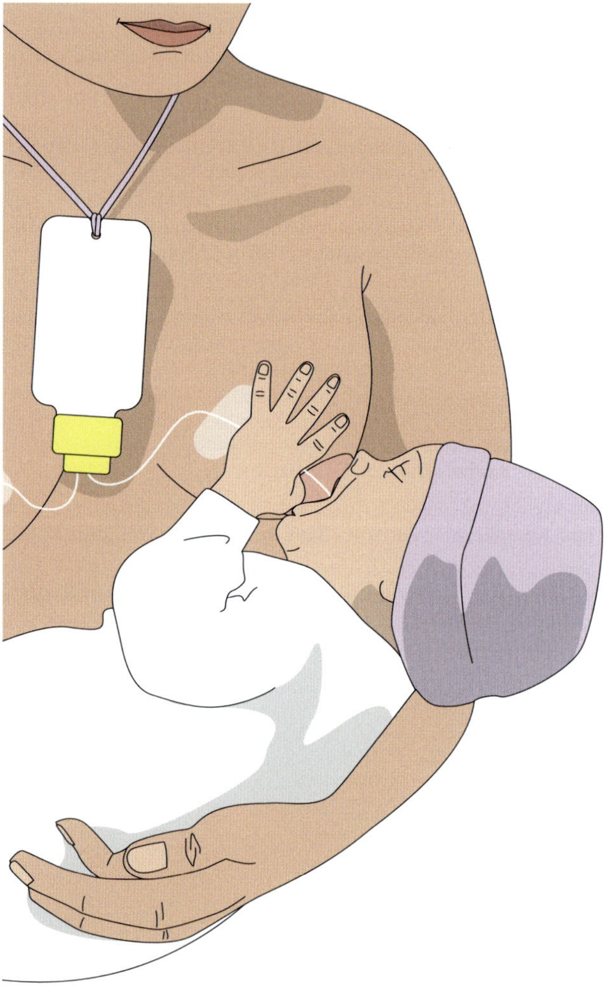

Abb. 4.12 Saugen mit Brusternährungsset (BES) [L322]

Hängen Sie den gefüllten Behälter in der entsprechenden Höhe um Ihren Hals und befestigen Sie einen Schlauch mit einem Klebestreifen über Ihrer Brustwarze. Dieser Schlauch sollte ca. 1 cm überstehen. Anschließend legen Sie Ihr Kind gut gestützt zum Trinken an dieser Brust an und ermuntern es zum Saugen. Lösen Sie nun den Schlauch aus der Halterung, damit Milch fließen kann, sobald Ihr Kind saugt.

4.12 Saugen mit Brusternährungsset (BES)

Ziel
Effizientes und aspirationsfreies Schlucken, Anbahnung und Unterstützung einer oralen Kostaufnahme an der Brust und/oder Flasche, Unterstützung der Laktation, Förderung des Haut-zu-Haut-Kontakts

Wirkungsweise
Das Brusternährungsset wird vorbereitet und nach Anleitung zusammengebaut. Die Kindsmutter hängt den Milchbehälter in entsprechender Höhe um den Hals und befestigt das Ende eines Sondenschlauches ca. 1 cm überstehend über oder unter der Brustwarze mit einem Klebebandstreifen. Das Kind wird an dieser Brust angelegt und so positioniert, dass es die Mamilla sowie die Schlauchspitze gut in seinen Mund nehmen kann. Nun löst die Kindsmutter den Schlauch aus dem Haltering, sodass die Milch bei entsprechenden Saugbewegungen des Kindes fließen kann.

Indikation
Reduzierte Trink- und Saugfunktion, verminderte Milchbildung, Stillen von adoptierten Säuglingen

Kontraindikation
Instabilität des Neugeborenen

Einsatzmöglichkeiten
Saug- und Trinkschwäche

Kosten
Produkt der Firma Medela über einschlägigen Fachhandel beziehbar, ca. 40,- €

Kombination mit
Stillen, Stillpositionen und -griffe, Habermannsauger

Bemerkungen
Die Fließgeschwindigkeit lässt sich durch Auswahl einer von drei verschiedenen Sondenschlauchgrößen sowie die eingestellte Höhe des hängenden Milchbehälters regulieren. Als Alternative wird ein an einer Spritze angebrachter dünner Sondenschlauch über der Mamilla befestigt (z. B. ISOSAF™ Stillsonde).

4.13 Wiegegriff beim Stillen

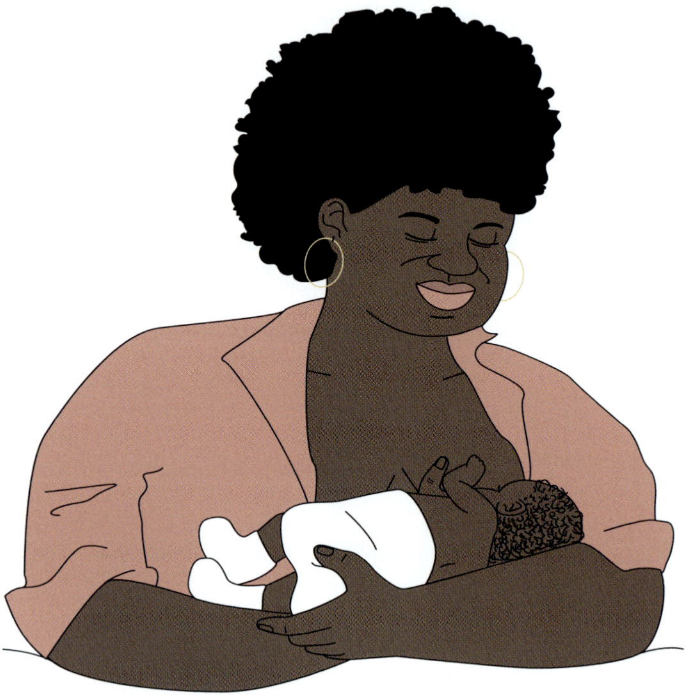

Abb. 4.13 Wiegegriff beim Stillen [L322]

Nehmen Sie eine bequeme Position im Sitzen oder Liegen ein. Legen Sie Ihr Kind in Brusthöhe gut abgestützt vor sich ab. Der Arm der Stillseite stützt den Rücken Ihres Kindes. Mit der anderen Hand halten und formen Sie Ihre Brust, damit Ihr Kind diese gut fassen und daraus saugen kann.

4.13 Wiegegriff beim Stillen

Ziel
Effizientes und aspirationsfreies Schlucken, Bonding, Unterstützung der Laktation

Wirkungsweise
Die Kindsmutter legt das Kind in Seitenlage gut gestützt durch Still- und Lagerungskissen mit Bauch an Bauch auf ihrem Unterarm vor sich ab. Dabei achtet sie auf die eigene stabile und bequeme Sitzhaltung mit z. B. Fußhocker oder Kissen als Unterarmstütze. Der Arm der Stillseite unterstützt den Rücken des Kindes, die Hand der Gegenseite unterstützt die Brust. Hüfte, Schultern und Ohr des Kindes bilden eine Linie. Die Nase liegt in Höhe der Brustwarze. Der untere Arm ist unter der Brust bzw. an der Taille positioniert. Die Füße haben Kontakt zur Unterlage oder zu den Oberschenkeln. Die Lippen des Kindes umfassen den gesamten Brustvorhof und sind nach außen gestülpt.

Indikation
Eingeschränkte Saug-Schluck-Atem-Koordination, Atemwegserkrankungen

Kontraindikation
Aspiration, Instabilität

Einsatzmöglichkeiten
Saug- und Trinkschwäche, kindliche Dysphagie

Kombination mit
Wangentonisierung, Kieferstabilisierung, C-Griff, Brusternährungsset

Bemerkungen
Beim Stillen von Frühgeborenen konnte im Vergleich zur Flaschenfütterung eine verbesserte Sauerstoffsättigung nachgewiesen werden (Blaymore-Bier 1997). Ein frühzeitiges Anlegen mit Möglichkeit für Brusterfahrung und non-nutritives Saugen an der zuvor leer gepumpten Brust ist zu unterstützen und in Abhängigkeit vom Schweregrad der Erkrankung ab der 32. Schwangerschaftswoche möglich. Der doppelte Wiegegriff ist für das Stillen von Zwillingen bzw. Mehrlingen geeignet.

4.14 Rückengriff beim Stillen/Footballerhaltung

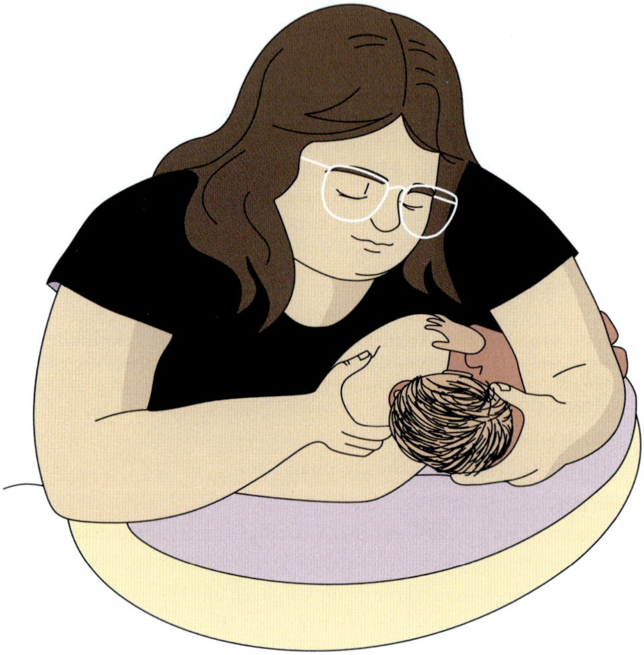

Abb. 4.14 Rückengriff beim Stillen/Footballerhaltung [L322]

Nehmen Sie eine bequeme Position im Sitzen oder Liegen ein. Legen Sie Ihr Kind gut gestützt in Brusthöhe neben sich ab. Die Beine Ihres Kindes zeigen dabei nach hinten in Richtung Ihres Rückens. Ihr unterer Arm stützt den Oberkörper Ihres Kindes und die Hand der Stillseite hält sanft den Kopf. Mit der anderen Hand unterstützen Sie Ihre Brust, damit Ihr Kind gut saugen und trinken kann.

4.14 Rückengriff beim Stillen/Footballerhaltung

Ziel
Effizientes und aspirationsfreies Schlucken, Bonding, Unterstützung der Laktation

Wirkungsweise
Die Kindsmutter legt das Kind seitlich gut gestützt durch Still- und Lagerungskissen mit Bauch an Bauch bzw. Taille neben sich ab. Hüfte, Schultern und Ohr des Kindes bilden eine Linie. Die Nase liegt in Höhe der Brustwarze. Der untere Arm ist unter der Brust oder an der Taille positioniert. Die Beine gehen nach hinten zum Rücken der Mutter. Der Kopf wird behutsam und ohne Druck mit der Hand gestützt.

Indikation
Eingeschränkte Saug-Schluck-Atem-Koordination, Atemwegserkrankung, Zustand nach Sectio, große Brust, flache Brustwarzen, Ansaugschwierigkeiten, Zwillings- oder Mehrlingsgeburt

Kontraindikation
Aspiration, Instabilität

Einsatzmöglichkeiten
Saug- und Trinkschwäche, kindliche Dysphagie

Kombination mit
Wangentonisierung, Kieferstabilisierung, C-Griff, Brusternährungsset, Stillhütchen

Bemerkungen
Der Rückengriff ist geeignet für das Stillen von Zwillingen bzw. Mehrlingen und nach Kaiserschnitt, da hier weniger Reibung an der Operationsnarbe entsteht. Die Stillposition wird auch Clutch-Halte-Position genannt.

4.15 Kreuz-Wiege-Haltung/Frühgeborenengriff

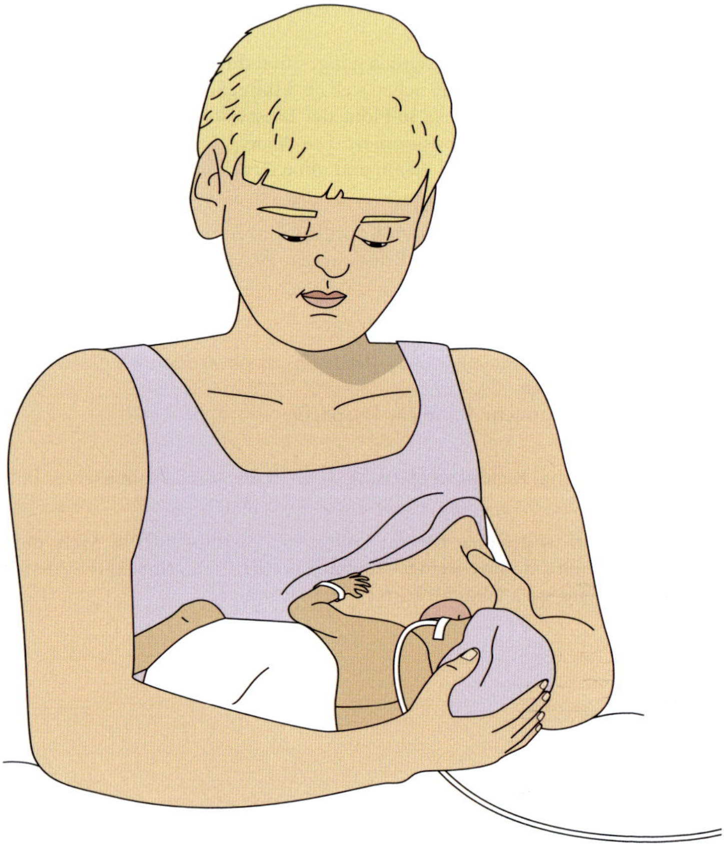

Abb. 4.15 Kreuz-Wiege-Haltung/Frühgeborenengriff [L322]

Nehmen Sie eine bequeme Position im Sitzen oder Liegen ein. Legen Sie Ihr Kind gut gestützt auf Brusthöhe vor sich ab. Führen Sie Ihr Kind zur Brust der Gegenseite. Ihr unterer Arm liegt dabei unter dem Oberkörper und die Hand stützt den Kopf und Rücken Ihres Kindes. Mit der Hand der Stillseite unterstützen Sie Ihre Brust, damit Ihr Kind gut daraus saugen und trinken kann.

4.15 Kreuz-Wiege-Haltung/Frühgeborenengriff

Ziel
Effizientes und aspirationsfreies Schlucken, Bonding, erleichtertes Ansaugen

Wirkungsweise
Die Kindsmutter legt das Kind gut gestützt durch Still- und Lagerungskissen mit Bauch an Bauch bzw. Taille vor sich ab. Die Beine zeigen nach hinten zum Rücken der Mutter. Hüfte, Schultern und Ohr des Kindes bilden eine Linie. Das Kind wird zur Brust der Gegenseite geführt. Die Nase liegt in Höhe der Brustwarze. Der untere Arm ist unter der Brust bzw. an der Taille positioniert. Kopf und Rücken des Kindes werden behutsam mit dem Unterarm und der Hand der Gegenseite gestützt. Die Mutter stützt die Brust mit der Hand der Stillseite.

Indikation
Eingeschränkte Saug-Schluck-Atem-Koordination, Atemwegserkrankungen, Ansaugschwäche bei u. a. Frühgeburtlichkeit

Kontraindikation
Aspiration

Einsatzmöglichkeiten
Saug- und Trinkschwäche, kindliche Dysphagie

Kombination mit
Wangentonisierung, Kieferstabilisierung, C-Griff, Brusternährungsset

Bemerkungen
Die Kindsmutter hat mit dieser Haltung einen guten Überblick über das Trinken ihres Kindes. Diese Position eignet sich auch sehr gut zum Füttern mit der Flasche.

4.16 Hoppe-Reiter-Sitz

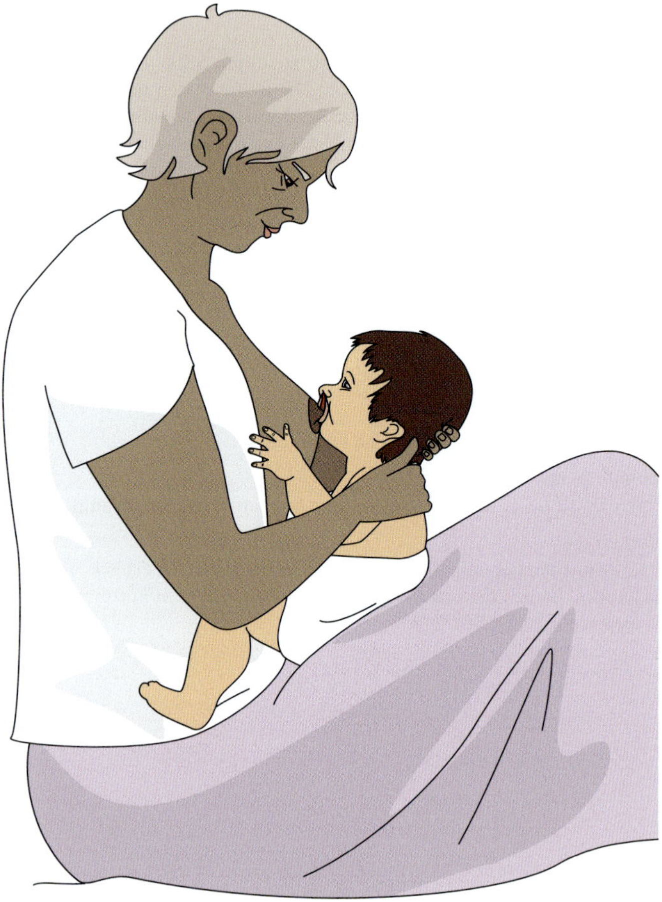

Abb. 4.16 Hoppe-Reiter-Sitz [L322]

Nehmen Sie eine bequeme Position im Sitzen ein. Setzen Sie Ihr Kind gut gestützt mit Decken oder Kissen auf Ihrem Oberschenkel vor sich ab. Die Füße befinden sich rechts und links neben Ihrem Bein und haben Kontakt zur Unterlage. Unterstützen Sie mit Ihrem Arm den Rücken und Kopf Ihres Kindes. Mit der anderen Hand stützen Sie Ihre Brust, damit Ihr Kind gut saugen und trinken kann.

4.16 Hoppe-Reiter-Sitz

Ziel

Effizientes und aspirationsfreies Schlucken, Bonding, Unterstützung der Laktation, Vermeidung nasaler Penetration

Wirkungsweise

Die Kindsmutter setzt das Kind gut gestützt durch Still- und Lagerungskissen aufrecht auf ihr Bein. Die Beine des Kindes befinden sich links und rechts neben dem Oberschenkel der Mutter. Die Mutter hält das Kind mit Unterarm und Hand der Stillseite in stabiler Position und unterstützt die Brust mit der Hand der Gegenseite. Die Nase des Kindes liegt in Höhe der Brustwarze. Die Füße haben Kontakt zur Unterlage oder zu den Oberschenkeln. Die Lippen des Kindes umfassen den gesamten Brustvorhof und sind nach außen gestülpt.

Indikation

Eingeschränkte Saug-Schluck-Atem-Koordination, hypotoner Muskeltonus, verkürztes Zungenbändchen, Gaumenspalte, Reflux

Kontraindikation

Aspiration, Instabilität

Einsatzmöglichkeiten

Saug- und Trinkschwäche, kindliche Dysphagie

Kombination mit

Wangentonisierung, Kieferstabilisierung, DanCer-Griff, Brusternährungsset

Bemerkungen

Bei Kindern mit einer offenen Gaumenspalte verhindert die aufrechte Trinkposition das Herauslaufen der Milch aus der Nase. Der Hoppe-Reiter-Sitz ist aufgrund der sitzenden Haltung eher für ältere Kinder geeignet. Diese Position wird auch als Koala-Griff bezeichnet. In der Literatur wird bei Kindern mit Reflux das Stillen im Stehen oder Laufen empfohlen.

4.17 Stillen in Seitenlage

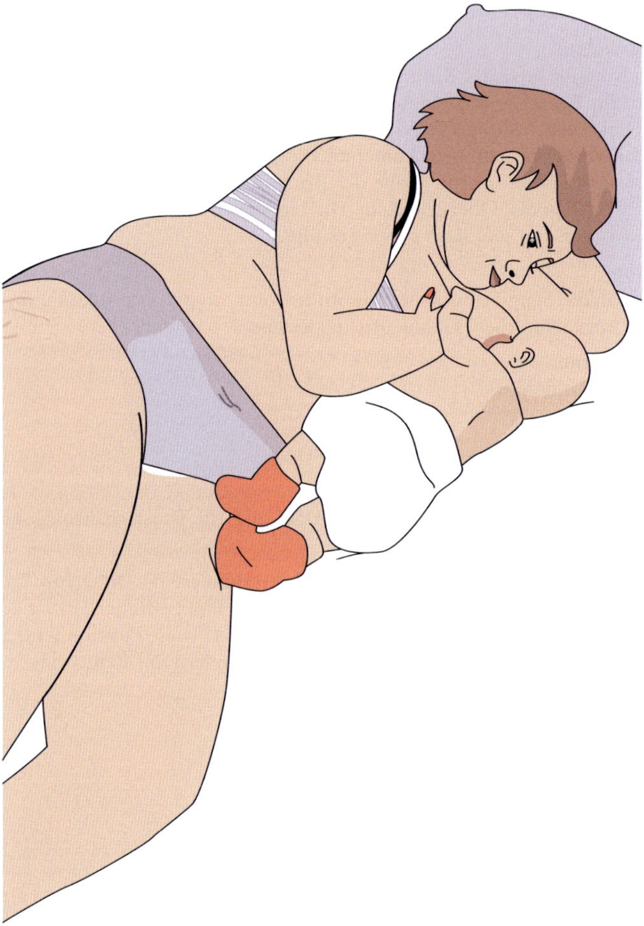

Abb. 4.17 Stillen in Seitenlage [L322]

Nehmen Sie eine bequeme seitliche Position im Liegen ein. Legen Sie Ihr Kind gut gestützt im Rücken neben sich mit dem Oberkörper zu Ihnen ab. Die Nase Ihres Kindes liegt in Brusthöhe. Stützen Sie nun sanft mit dem Unterarm der Gegenseite Rücken und Kopf Ihres Kindes. Mit der Hand der Stillseite unterstützen Sie Ihre Brust, damit Ihr Kind gut saugen und trinken kann.

4.17 Stillen in Seitenlage

Ziel

Effizientes und aspirationsfreies Schlucken, Bonding, erleichtertes Ansaugen

Wirkungsweise

Die Kindsmutter liegt bequem seitlich auf dem Bett oder Sofa. Sie legt das Kind gut gestützt im Rücken durch Stillkissen oder eine Handtuchrolle mit Bauch an Bauch neben sich ab. Hüfte, Schultern und Ohr des Kindes bilden eine Linie. Die Nase liegt in Höhe der Brustwarze. Kopf und Rücken des Kindes werden behutsam mit dem Unterarm der Gegenseite und die Brust mit der Hand der Stillseite gestützt.

Indikation

Eingeschränkte Saug-Schluck-Atem-Koordination, Atemwegserkrankungen, Ansaugschwäche bei u. a. Frühgeburtlichkeit, Sectio, große Brust

Kontraindikation

Aspiration

Einsatzmöglichkeiten

Saug- und Trinkschwäche, kindliche Dysphagie

Kombination mit

Wangentonisierung, Kieferstabilisierung, C-Griff

Bemerkungen

Diese Position ist nach einem Kaiserschnitt geeignet, da das Körpergewicht des Kindes während des Stillens nicht auf die Operationsnarbe drückt und die Kindsmutter ausgestreckt und entspannt liegen kann.

4

4.18 Rückenlage-Position/Laid-Back

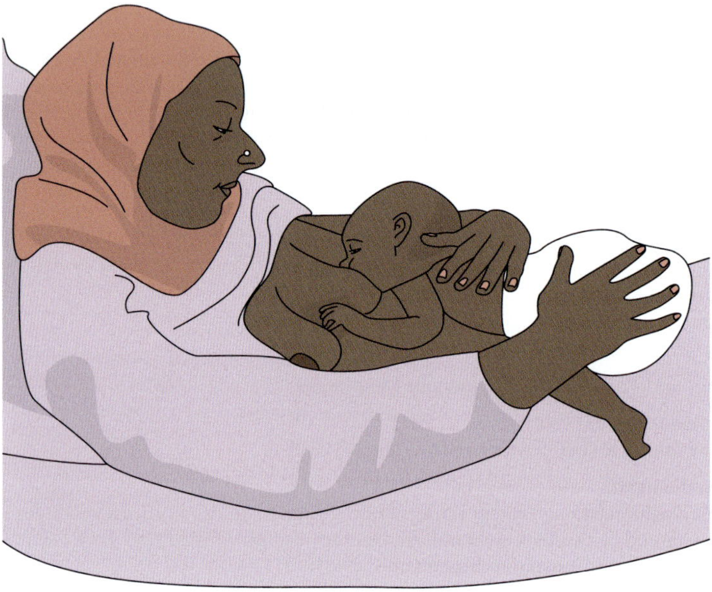

Abb. 4.18 Rückenlage-Position/Laid-Back [L322]

Nehmen Sie eine bequeme Position in zurückgelehnter Rückenlage ein. Legen Sie Ihr Kind mit den Beinen nach unten auf Ihren Bauch. Die Arme Ihres Kindes umfassen dabei die Brust. Die Nase befindet sich in Brusthöhe. Stützen Sie mit Ihrem Unterarm der Stillseite sanft den Rücken und Kopf Ihres Kindes. Mit der Hand der Gegenseite unterstützen Sie Ihre Brust.

4.18 Rückenlage-Position/Laid-Back

Ziel

Effizientes und aspirationsfreies Schlucken, Bonding, erleichtertes Ansaugen

Wirkungsweise

Die Kindsmutter sitzt bequem zurückgelehnt auf einem Lehnstuhl, Sofa oder auf dem Bett. Der Winkel beträgt dabei ungefähr 45 Grad. Das Kind liegt auf dem Bauch der Mutter. Die Arme umarmen bzw. umfassen die Brust der Stillseite. Hüfte, Schultern und Ohr des Kindes bilden eine Linie. Die Nase liegt in Höhe der Brustwarze. Kopf und Rücken des Kindes werden behutsam mit dem Unterarm und die Brust mit der Hand gestützt.

Indikation

Eingeschränkte Saug-Schluck-Atem-Koordination, Reflux, Zungenprotrusion, verkürztes Zungenbändchen, starke Milchspendereaktion

Kontraindikation

Aspiration

Einsatzmöglichkeiten

Saug- und Trinkschwäche, kindliche Dysphagie

Kombination mit

Wangentonisierung, Kieferstabilisierung, C-Griff, DanCer-Griff

Bemerkungen

Die aufrechten oder halb-aufrechten Stillpositionen vermeiden u.a. übermäßigen Reflux und Aufstoßen, da das Kind den Milchfluss so leichter regulieren kann und häufig weniger Luft schluckt.

Literatur

Wang et al. (2021) haben gezeigt, dass die zurückgelehnte Position im Vergleich zu traditionellen Stillpositionen das korrekte Erfassen der Brustwarze erleichtert und Brustwarzenschmerzen vermeidet.

4

4.19 Stillen von Zwillingen oder Mehrlingen

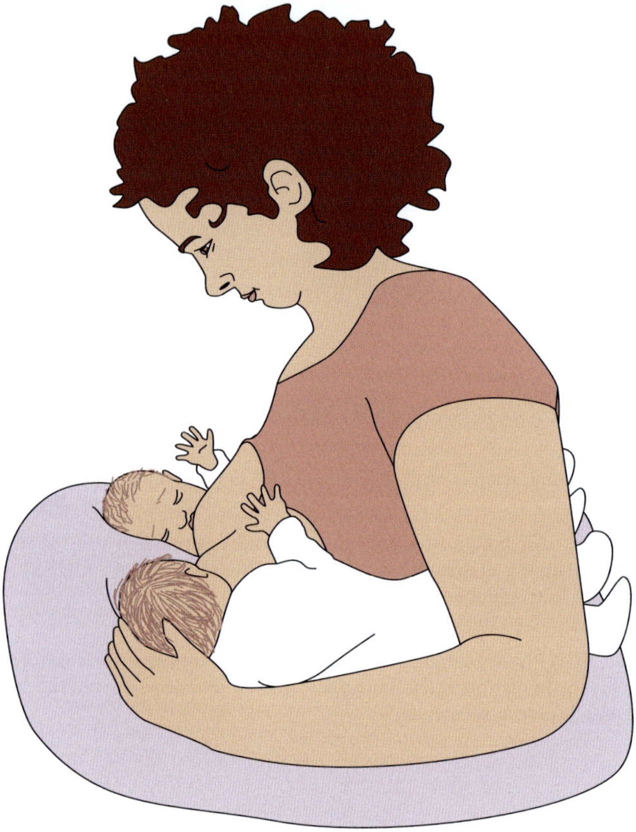

Abb. 4.19 Stillen von Zwillingen oder Mehrlingen [L322]

Nehmen Sie sich Zeit für eine bequeme Stillposition im Sitzen oder Liegen. Legen Sie Ihre Kinder jeweils rechts und links mit den Beinen nach hinten in Richtung Ihres Rückens ab. Stabilisieren Sie die Position Ihrer Kinder mit Decken oder Kissen. Die Kinder berühren mit dem Bauch Ihre Taille oder Ihren Bauch. Die Nase befindet sich jeweils in Brusthöhe. Ihre Unterarme unterstützen den Rücken und Ihre Hände behutsam den Kopf Ihrer Kinder.

4.19 Stillen von Zwillingen oder Mehrlingen

Ziel

Effizientes und aspirationsfreies Schlucken, Bonding, Unterstützung der Laktation

Wirkungsweise

Die Kindsmutter stillt ihre Kinder zunächst nacheinander. Wenn sie sicherer im Handling ist, kann sie gleichzeitig zwei Kinder an die Brust anlegen. Als geeignet haben sich die doppelte Footballer-Position sowie der doppelte Wiegegriff herausgestellt. Bei der Footballer-Position (oder auch Rückengriff) liegt je ein Kind links und rechts neben der Mutter mit den Beinen nach hinten auf einem Lagerungs- oder Stillkissen. Die Kindsmutter stützt die beiden mit ihren Armen und Händen. Beim beidseitigen Wiegegriff liegen beide Kinder auf einem Stillkissen vor dem Oberkörper und kreuzen sich im Schoß der Mutter. Rücken und Kopf sind gut in der Armbeuge stabilisiert.

Indikation

Eingeschränkte Saug-Schluck-Atem-Koordination, Zwillings- oder Mehrlingsgeburt

Kontraindikation

Aspiration, Instabilität

Einsatzmöglichkeiten

Saug- und Trinkschwäche, kindliche Dysphagie

Kombination mit

Brusternährungsset, Stillhütchen

Bemerkungen

Der Footballer- oder Rückengriff schont die Operationsnarbe nach einem Kaiserschnitt und lässt sich auch bei einer großen Brust gut einsetzen. Es ist ebenso denkbar, gleichzeitig ein Baby auf der einen Brustseite in Footballer-Position und eines auf der Gegenseite im Wiegegriff zu stillen. Eine weitere Variante ist die „V"-Position: Die Mutter liegt auf dem Rücken und die Babys seitlich mit den Köpfen an der Brust und den Armen im Schoß der Mutter.

4

4.20 C-Griff/C-Hold

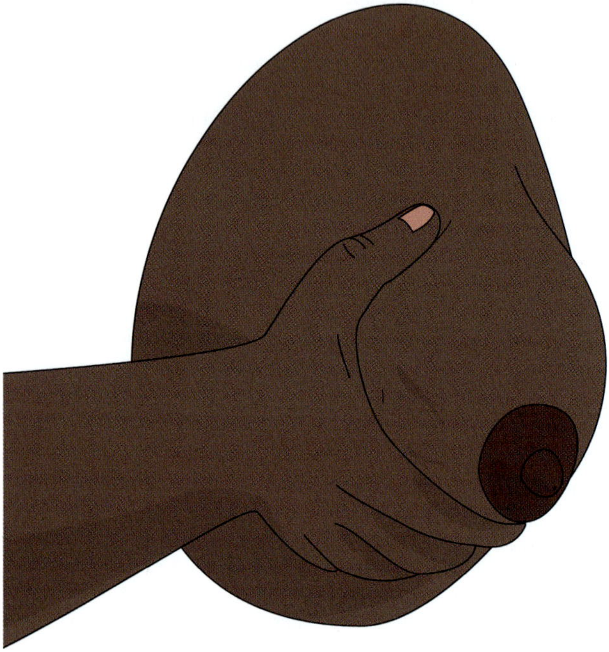

Abb. 4.20 C-Griff/C-Hold [L322]

Formen Sie während des Stillens mit Ihrem Daumen und den anderen Fingern einer Hand ein C. Umfassen Sie die Brust Ihrer Stillseite und legen Sie den Daumen oberhalb der Brustwarze ab. Die anderen Finger befinden sich unterhalb der Brustwarze. Sie können Ihre Brust so entsprechend stützen und formen, dass Ihr Kind gut daraus saugen und trinken kann.

4.20 C-Griff/C-Hold

Ziel
Effizientes und aspirationsfreies Schlucken

Wirkungsweise
Mit Hilfe von Daumen und den anderen Fingern einer Hand wird ein C geformt und die Brust der Stillseite während des Stillens in dieser Position gehalten. Dabei befindet sich der Daumen oberhalb des Brustwarzenhofs und die übrigen Finger liegen darunter. Brustwarze und -hof werden so weiter nach vorn gestülpt und das Kind kann leichter und satter mehr Brustgewebe erfassen. Durch behutsamen Druck auf die Brust wird das Kind angeregt, den Milchspendereflex zu unterstützen.

Indikation
Ansaugschwierigkeiten, verkürztes Zungenbändchen, Frühgeburtlichkeit

Kontraindikation
Aspiration

Einsatzmöglichkeiten
Saug- und Trinkschwäche, kindliche Dysphagie

Kombination mit
Brusternährungsset, Stillpositionen

Bemerkungen
Eine Hilfestellung ist der Vergleich mit dem Formen der Brust nach Sandwichprinzip. Das Brustgewebe sollte gerade so groß sein, als würde das Kind in einen großen Burger beißen. Der zeitweise eingesetzte Zigarettengriff („V“-Hold) ist eher ungeeignet. Hier unterstützen Zeige- und Mittelfinger die Brust, drücken aber dabei das Gewebe zusammen und erschweren dem Kind das Erfassen von ausreichend Brust zum Ansaugen.

4.21 DanCer-Griff

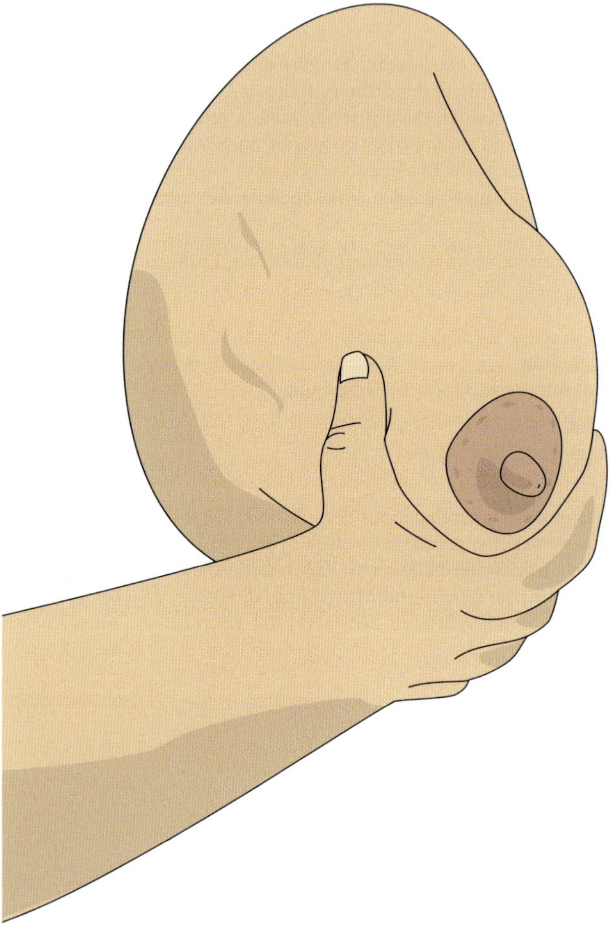

Abb. 4.21 DanCer-Griff [L322]

Halten Sie Ihre Brust der Stillseite zunächst im C-Griff mit dem Daumen über der Brustwarze und den anderen Fingern darunter. Schieben Sie nun Ihre Hand leicht nach vorn unten, damit sich Ihr Zeigefinger und Daumen frei bewegen können. Daumen und Zeigefinger formen nun zusammen ein „U". Positionieren Sie Ihr Kind während des Trinkens so, dass das Kinn Ihres Kindes im unteren Teil des „U" liegt.

4.21 DanCer-Griff

Ziel

Effizientes und aspirationsfreies Schlucken, Verbesserung der oralmotorischen Kontrolle, Optimierung der Kieferbewegungen beim Trinken

Wirkungsweise

Die Kindsmutter hält die Brust der Stillseite zunächst im C-Griff. Danach wird die Hand etwas nach vorn geschoben, sodass Zeigefinger sowie Daumen frei beweglich sind und nur noch drei Finger die Brust unterstützen. Daumen und Zeigefinger bilden zusammen nun ein „U“. Während des Trinkens an der Brust liegt der Unterkiefer bzw. das Kinn des Kindes im unteren Teil des „U“. Die Finger ziehen die Wangen leicht nach vorn oder liegen an den Kiefergelenken. Dadurch werden Wangen und Unterkiefer beim Saugen gestützt und das Kind kann ein effektiveres Saugvakuum aufbauen.

Indikation

Saugschwäche, hypotoner Muskeltonus, neurologische Grunderkrankung, Trisomie 21, Lippen-Kiefer-Gaumen-Spalte, Retro- und/oder Mikrognathie

Kontraindikation

Aspiration

Einsatzmöglichkeiten

Saug- und Trinkschwäche, kindliche Dysphagie

Kombination mit

Hoppe-Reiter-Sitz, Rückenlage-Position, Brusternährungsset

Bemerkungen

Der auch *DanCer-Hold-Position* genannte Griff wurde 1987 von der Direktorin der Lactation Clinic in Cleveland, Frau Sarah Coulter DANner und Prof. Edward R. CERutti zur Unterstützung saugschwacher Babys entwickelt.

Literatur

McBride MC, Danner SC: Sucking disorders in neurologically impaired infants: assessment and facilitation of breastfeeding, Clin Perinatol. 14:109, 1987

4.22 Seitenlage beim Füttern

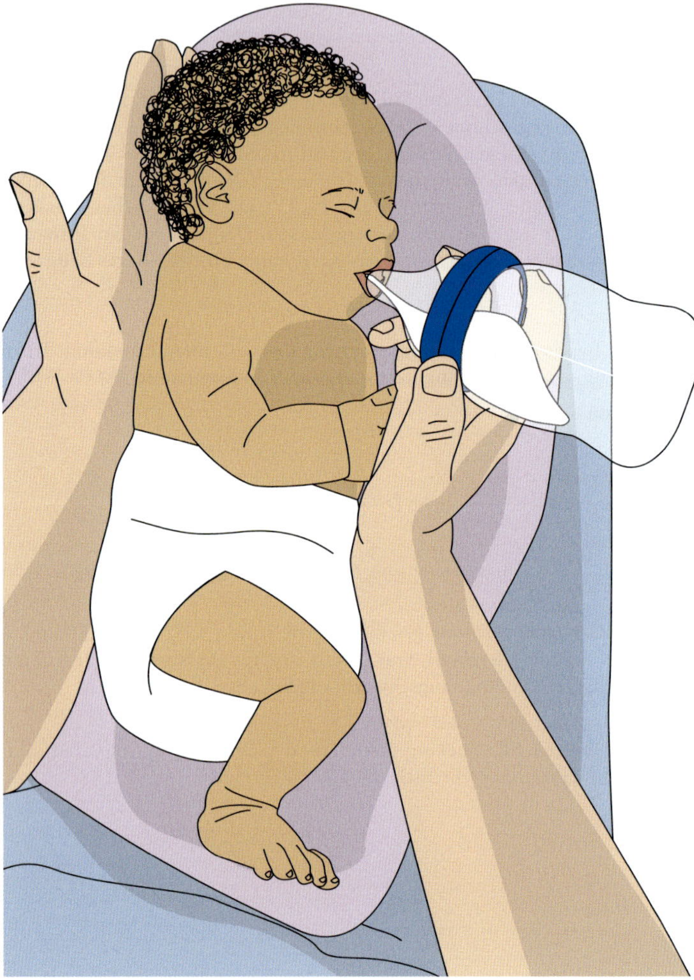

Abb. 4.22 Seitenlage beim Füttern [L322]

Nehmen Sie eine bequeme Position im Sitzen ein. Legen Sie Ihr Kind in Seitenlage auf Ihre Oberschenkel und unterstützen Sie mit Ihrem Unterarm den Rücken Ihres Kindes. Die Füße Ihres Kindes berühren Ihren Bauch. Stabilisieren Sie Ihr Kind mit einem Kissen oder Handtuch. Mit der freien Hand können Sie den Flaschensauger so halten, dass Ihr Kind sicher daraus saugen und trinken kann.

4.22 Seitenlage beim Füttern

Ziel
Effizientes und aspirationsfreies Schlucken, Vorverlagerung von Unterkiefer und Zunge, Stabilisierung auf flacher Grundfläche

Wirkungsweise
Das Neugeborene wird in Seitenlage im Bett oder auf den Beinen der fütternden Person positioniert. Dabei wird es durch den freien Arm, Lagerungskissen, Hand- und Wickeltücher gestützt. Die seitliche waagerechte Haltung hilft, dass die Milch aus der Flasche zunächst in die Wange fließen kann und nicht direkt in den Rachen gelangt. Ein zu schnelles Fließen der Milch wird so vermieden, das Aspirationsrisiko reduziert.

Indikation
Eingeschränkte Saug-Schluck-Atem-Koordination bei z. B. neurologischer Grunderkrankung oder Frühgeburtlichkeit, retrahierte Zungenlage, mandibuläre Retrognathie bei z. B. Pierre-Robin-Sequenz

Kontraindikation
Aspiration, Instabilität

Varianten
Seitenlage längs auf den Beinen bzw. im Bett

Einsatzmöglichkeiten
Saug- und Trinkschwäche, kindliche Dysphagie

Kombination mit
Wangentonisierung, Kieferstabilisierung, Fingerfeeding, Pacing, Medela Special Needs Sauger, Eindicken der Nahrung

Bemerkungen
Studien verweisen auf eine verbesserte Koordination von Schlucken und Atmen sowie Atemregulation während des Trinkens in dieser natürlichen Trinkhaltung (Park, Pados und Thoyre 2018). Die Seitenlage ermöglicht ein leichteres Beobachten und Regulieren des Trinkens zur Pausensetzung.

4.23 Erhöhte Seitenlage beim Füttern

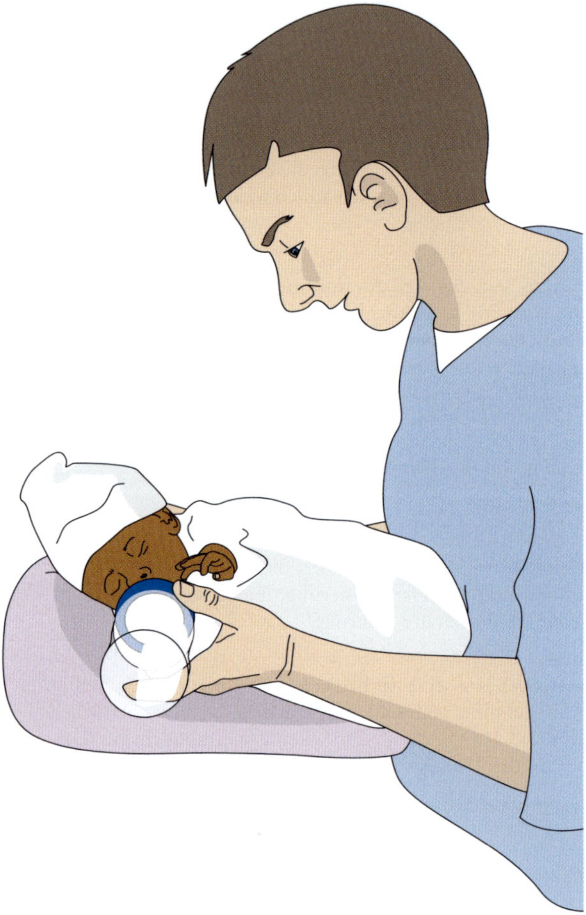

Abb. 4.23 Erhöhte Seitenlage beim Füttern [L322]

Nehmen Sie eine bequeme Position im Sitzen ein. Stellen Sie Ihre Füße leicht erhöht auf einen Hocker. Legen Sie Ihr Kind in Seitenlage auf Ihre Oberschenkel und stützen Sie mit Ihrem Unterarm den Rücken Ihres Kindes. Stabilisieren Sie Ihr Kind mit einem Kissen oder Handtuch. Mit der freien Hand können Sie den Flaschensauger so halten, dass Ihr Kind sicher daraus saugen und trinken kann.

4.23 Erhöhte Seitenlage beim Füttern

Ziel
Effizientes und aspirationsfreies Schlucken, verbesserte Atemregulation, Vorverlagerung von Unterkiefer und Zunge, Stabilität

Wirkungsweise
Das Neugeborene wird in Seitenlage erhöht im Bett oder im rechten Winkel zur fütternden Person auf den Beinen positioniert. Die Füße des Kindes haben Kontakt zum Bauch der fütternden Person. Die Beine der fütternden Person sind mit Hilfe einer Fußbank leichtgradig erhöht. Lagerungskissen, Hand- und Wickeltücher stützen das Kind. Der Unterarm stabilisiert den Rücken und die Hand bei Bedarf – ohne Druck – den Kopf des Kindes. Durch die mäßige Fließgeschwindigkeit der Milch kann sich das Kind besser auf das Trinken einstellen. Überschüssige Milch läuft notfalls leichter aus dem Mund wieder ab.

Indikation
Eingeschränkte Saug-Schluck-Atem-Koordination bei z. B. neurologischer Grunderkrankung oder Frühgeburtlichkeit, retrahierte Zungenlage, mandibuläre Retrognathie bei z. B. Pierre-Robin-Sequenz

Kontraindikation
Aspiration, Instabilität

Einsatzmöglichkeiten
Saug- und Trinkschwäche, kindliche Dysphagie

Kombination mit
Wangentonisierung, Kieferstabilisierung, Fingerfeeding, Pacing, Medela Special Needs Sauger, Eindicken der Nahrung

Bemerkungen
Sauerstoffsättigung und Herzfrequenz verbessern sich bei Frühgeborenen, wenn sie in erhöhter Seitenlage gefüttert werden (Clark et al. 2007). Es treten weniger Bradykardien als in herkömmlicher Trinkposition (Thoyre et al. 2013) und weniger Hustenanfälle (Raczyńska und Gulczyńska 2019) auf. Allerdings sollte der Einsatz nicht generalisiert erfolgen, sondern individuell geprüft werden (Park, Pados und Thoyre 2018).

4.24 Seitenlage nach vorn

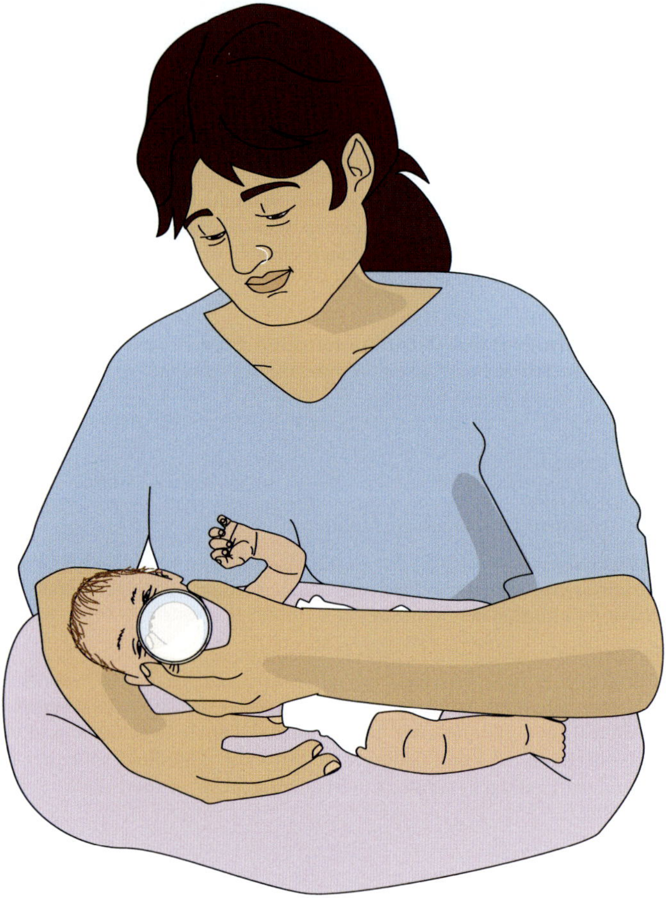

Abb. 4.24 Seitenlage nach vorn [L322]

Nehmen Sie eine bequeme Position im Sitzen ein. Legen Sie Ihr Kind in Seitenlage quer auf Ihre Oberschenkel. Dabei liegt der Rücken Ihres Kindes an Ihrem Bauch. Stabilisieren Sie den Oberkörper Ihres Kindes mit dem Unterarm sowie mit einem Kissen oder Handtuch. Mit der freien Hand halten Sie den Flaschensauger so, dass Ihr Kind sicher daraus saugen und trinken kann.

4.24 Seitenlage nach vorn

Ziel
Effizientes und aspirationsfreies Schlucken, verbesserte Atemregulation, Vorverlagerung von Unterkiefer und Zunge, Stabilität

Wirkungsweise
Das Neugeborene wird in Seitenlage quer auf die Oberschenkel der fütternden Person positioniert. Dabei liegt der Rücken des Kindes am Bauch der fütternden Person und das Kind schaut nach vorn. Lagerungskissen, Hand- und Wickeltücher stützen das Kind, der Unterarm stabilisiert den Kopf und Oberkörper des Kindes. Die Füße des Kindes haben Kontakt zu einer Handtuchrolle oder Decke. Durch die mäßige Fließgeschwindigkeit der Milch kann sich das Kind besser auf das Trinken einstellen. Überschüssige Milch läuft notfalls leichter aus dem Mund wieder ab.

Indikation
Eingeschränkte Saug-Schluck-Atem-Koordination bei z. B. neurologischer Grunderkrankung oder Frühgeburtlichkeit, Trisomie 21, retrahierte Zungenlage, mandibuläre Retrognathie

Kontraindikation
Aspiration

Einsatzmöglichkeiten
Saug- und Trinkschwäche, kindliche Dysphagie

Kombination mit
Pacing, Niedrigflusssauger

Bemerkungen
Diese Position lässt sich erfahrungsgemäß gut durch die Bezugsperson umsetzen. Der Säugling profitiert von der stabilen Position und wird nicht so schnell abgelenkt.

4.25 Wiegehaltung

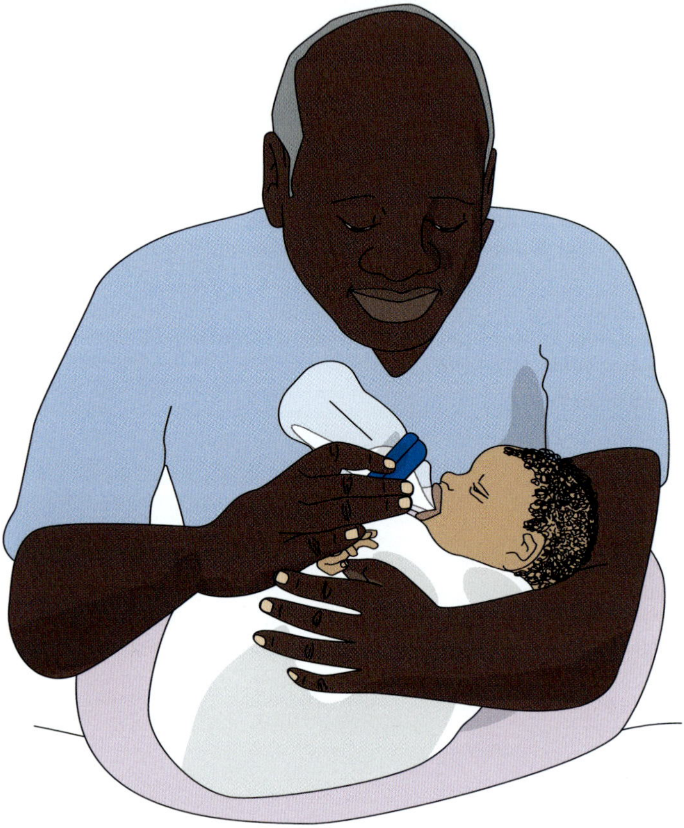

Abb. 4.25 Wiegehaltung [L322]

Nehmen Sie eine bequeme Position im Sitzen ein. Halten Sie Ihr Kind seitlich und erhöht in der Armbeuge. Stützen Sie Ihr Kind mit einem Kissen oder Handtuch. Die Füße Ihres Kindes berühren Ihren Bauch oder die Unterlage. Mit der freien Hand können sie den Flaschensauger so halten, dass Ihr Kind sicher daraus saugen und trinken kann.

4.25 Wiegehaltung

Ziel
Effizientes und aspirationsfreies Schlucken, verbesserte Stabilität, Bonding

Wirkungsweise
Das Neugeborene liegt gut unterstützt durch Stillkissen und Lagerungshilfen seitlich in der Armbeuge der fütternden Person. Die Arme des Kindes sollten in Körpermitte und die Hände nah am Gesicht positioniert sein. Die Füße des Kindes haben Kontakt zum Bauch der fütternden Person bzw. liegen auf einem Kissen oder einer Handtuchrolle auf. Der Kopf des Kindes wird mittig in leichte Reklinationsstellung gebracht.

Indikation
Körperliche Instabilität, Extensionsmuster bei z. B. neurologischer Grunderkrankung oder Frühgeburtlichkeit

Kontraindikation
Aspiration

Einsatzmöglichkeiten
Saug- und Trinkschwäche, kindliche Dysphagie

Kombination mit
Wangentonisierung, Kieferstabilisierung, Pacing, Medela Special Needs Sauger, Medela Softcup

Bemerkungen
Die Wiegehaltung gilt als traditionelle Fütterposition und vermittelt für Kind und fütternde Person mehr Körpernähe. Je nach Bedarf kann die Haltung entsprechend in flachem oder erhöhtem Winkel angepasst werden. Bei einseitigen Recurrenzparesen empfiehlt es sich, den Kopf des Kindes in Lateralposition zu bringen.

4.26 Erhöhte Rückenlage

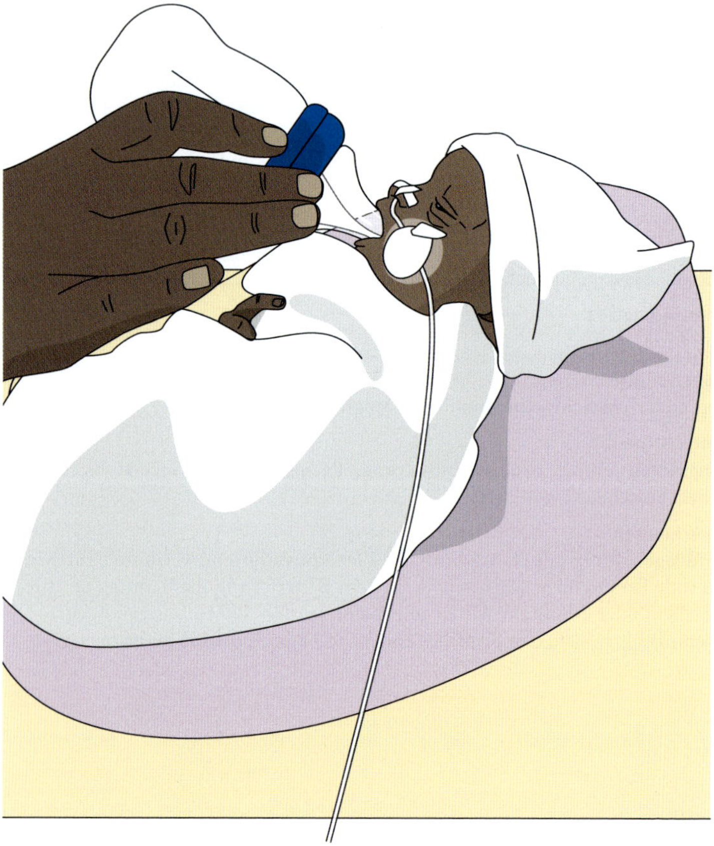

Abb. 4.26 Erhöhte Rückenlage [L322]

Nehmen Sie eine bequeme Position im Sitzen oder Liegen ein. Stellen Sie Ihre Füße auf einen Hocker oder winkeln Sie Ihre Beine an. Legen Sie Ihr Kind auf Ihre erhöhten Oberschenkel und stabilisieren Sie es mit einem Kissen oder Handtuch. Die Füße Ihres Kindes berühren Ihren Bauch. Stützen Sie den Rücken und Kopf Ihres Kindes mit Ihrem Unterarm. Mit der freien Hand können Sie den Flaschensauger so halten, dass Ihr Kind sicher daraus trinken kann.

4.26 Erhöhte Rückenlage

Ziel
Effizientes und aspirationsfreies Schlucken, verbesserte Stabilität, Bonding, Zuwendung

Wirkungsweise
Das Neugeborene liegt gut unterstützt durch Hörnchenkissen und Lagerungshilfen auf den erhöhten Oberschenkeln der fütternden Person. Die Arme des Kindes sind in der Körpermitte und die Hände nah am Gesicht. Die Füße des Kindes haben Kontakt zum Bauch der fütternden Person. Der Kopf des Kindes wird mittig in leichte Reklinationsstellung gebracht. Mit einer Hand wird das Kind stabilisiert und mit der anderen Hand die Flasche gehalten oder therapeutische Anwendungen durchgeführt. In dieser Position lässt sich ein ausgeglichenes Verhältnis zwischen Streck- und Beugemustern herstellen.

Indikation
Körperliche Instabilität, Extensionsmuster bei z. B. neurologischer Grunderkrankung oder Frühgeburtlichkeit

Kontraindikation
Aspiration

Einsatzmöglichkeiten
Saug- und Trinkschwäche, kindliche Dysphagie

Kombination mit
Wangentonisierung, Kieferstabilisierung, Pacing, Fingerfeeding, orofaziale Stimulation

Bemerkungen
Die erhöhte Rückenlage auf den Beinen ist eine geeignete Position für therapeutische Interventionen. Der Säugling kann stabil gelagert, besser beobachtet und bei Bedarf leichter in seitliche Position gebracht werden.

4.27 Wangentonisierung

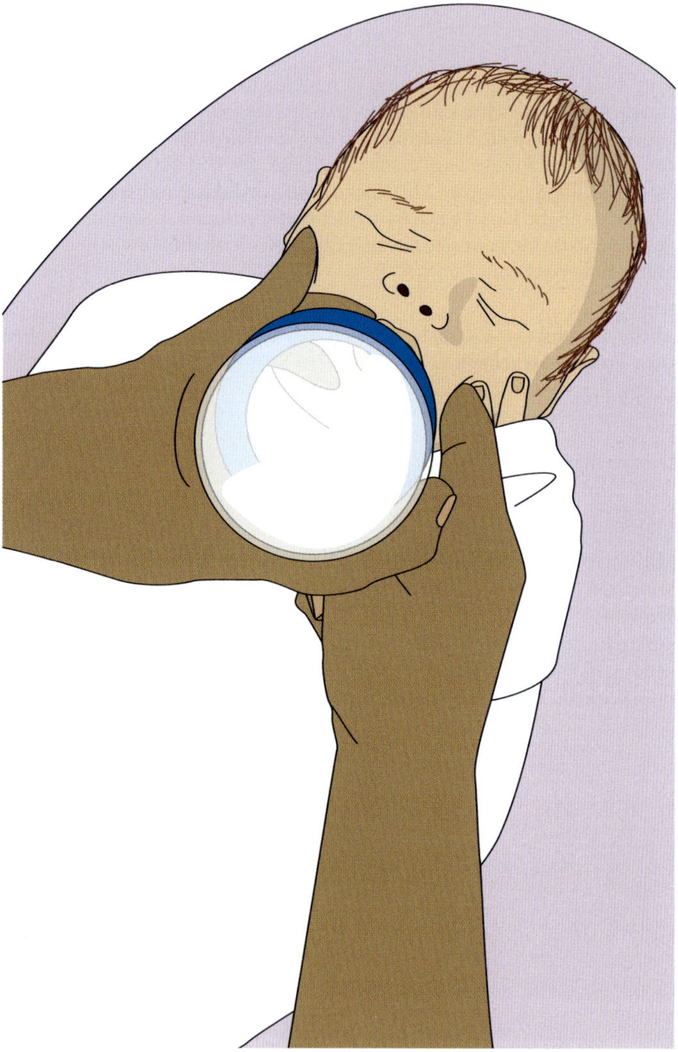

Abb. 4.27 Wangentonisierung [L322]

Halten Sie Ihr Kind gut gestützt und stabil während des Trinkens. Ziehen Sie mit Ihrem Daumen und Zeigefinger die Wangen Ihres Kindes leicht nach vorn. Die Finger liegen dabei an den Kiefergelenken und Wangen.

4.27 Wangentonisierung

Ziel

Effizientes und aspirationsfreies Schlucken, Verbesserung des Mundschlusses, Aufbau eines effizienten Unterdrucks

Wirkungsweise

Das Kind ist für das Trinken stabil gelagert. Mit Daumen und Zeigefinger werden die Wangen beim Trinken leicht nach vorn gezogen. Die Finger ziehen die Wangen behutsam nach vorn oder liegen an den Kiefergelenken. Dadurch werden Wangen und Unterkiefer beim Saugen gestützt und das Kind kann ein effektiveres Saugvakuum aufbauen. Bei fehlenden Saugpölsterchen kann das Trinken so effizienter erfolgen.

Indikation

Hypotoner Muskeltonus, Drooling, unvollständiger Mundschluss

Kontraindikation

Aspiration

Einsatzmöglichkeiten

Trinkschwäche

Kombination mit

Niedrigflusssauger, Kiefer- und Mundbodenkontrolle, Seitenlage

Bemerkungen

Zeigt das Kind Drooling, um mit dem verstärkten Milchfluss zurechtzukommen, kann sich das Kind durch den unterstützten Mundschluss leicht verschlucken, husten oder aspirieren. Die Wangenunterstützung sollte daher gut dosiert eingesetzt werden (Shaker 2021).

Literatur

Die Kiefer-, Wangen- und Mundbodenunterstützung führt zu einer verbesserten Saugaktivität und damit zu einer Erhöhung der Milchmenge pro Schluck sowie Verkürzung der Fütterungszeit (Hwang et al. 2010).

4.28 Kieferstabilisierung

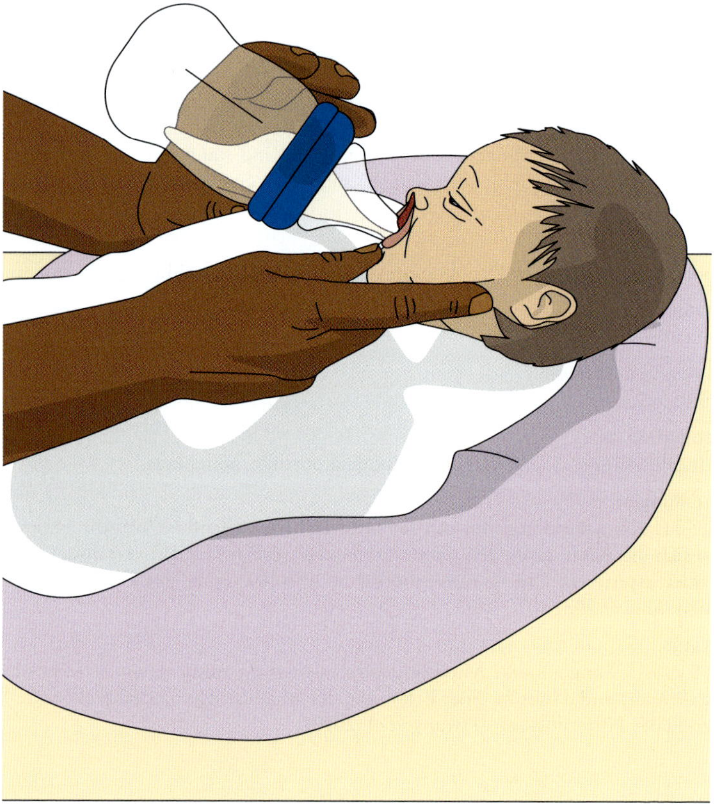

Abb. 4.28 Kieferstabilisierung [L322]

Halten Sie Ihr Kind gut gestützt und stabil während des Trinkens. Legen Sie Ihren Daumen auf das Kinn Ihres Kindes und führen Sie den Zeigefinger zur Wange. Mit Ihrem Mittelfinger können Sie am Mundboden behutsam nach hinten-oben streichen.

4.28 Kieferstabilisierung

Ziel
Effizientes und aspirationsfreies Schlucken, Verbesserung der oralmotorischen Kontrolle, Optimierung der Kieferbewegungen beim Schlucken, Förderung eines effizienten Sogaufbaus

Wirkungsweise
Das Kind liegt stabil auf den Oberschenkeln oder der Unterlage und der Kopf wird mit der linken Hand leicht in Flexion gebracht. Nun wird der Daumen auf das Kinn gelegt und der Zeigefinger zur Wange geführt. Der Kieferkontrollgriff ermöglicht es dem Kind, öfter und besser Speichel oder Nahrung zu schlucken. Unterstützend kann der Mittelfinger dazu am Mundboden einen leichten Druck nach hinten-oben ausüben, um den Schluckvorgang auszulösen.

Indikation
Trinkschwäche, hypotoner Muskeltonus, neurologische Grunderkrankung, Retro- und/oder Mikrognathie, arhythmische oder asymmetrische Kieferbewegungen

Kontraindikation
Aspiration

Einsatzmöglichkeiten
Trinkschwäche

Kombination mit
Niedrigflusssauger, Wangen- und Mundbodenstabilisierung, erhöhte Rückenlage

Bemerkungen
Die Kieferkontrolle sollte vorsichtig und gut dosiert eingesetzt werden, um Aspirationen vorzubeugen.

Literatur
Suzann Shaker verweist auf ihrer Homepage auf Grenzen der Kiefer-, Wangen- und Mundbodenstabilisierung während des Trinkens bei Neugeborenen https://shaker4swallowingandfeeding.com/.

4.29 Mundbodenstabilisierung

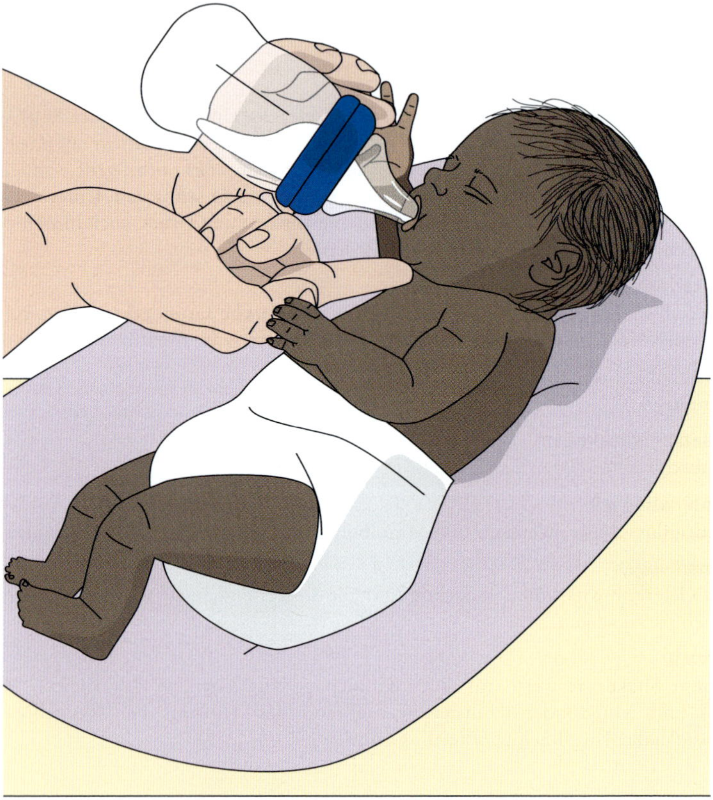

Abb. 4.29 Mundbodenstabilisierung [L322]

Nehmen Sie eine bequeme Position im Sitzen ein. Halten Sie Ihr Kind gut gestützt und stabil während des Trinkens. Stabilisieren Sie mit Ihrem Arm und Ihrer Hand den Rücken und Kopf Ihres Kindes. Mit dem Mittel- oder Zeigefinger der freien Hand unterstützen Sie mit leichtem Druck den Mundboden während des Saugens und Schluckens.

4.29 Mundbodenstabilisierung

Ziel
Effizientes und aspirationsfreies Schlucken, Verbesserung eines effizienten Saugmusters, Fazilitation der Schluckreaktion, Erhöhung der Schluckfrequenz

Wirkungsweise
Das Kind befindet sich in stabiler Neutralstellung auf den Oberschenkeln oder der Unterlage. Die Hüften und Schultern sind symmetrisch und bilden eine Linie. Eine Hand stabilisiert den Kopf des Kindes. Finger der anderen Hand wie der Mittelfinger oder Zeigefinger unterstützen mit leichtem Druck den Mundboden beim Saugen und Schlucken. Zusammen mit Wangenstabilisierung und Kieferkontrollgriff erleichtert dies das Schlucken von Speichel oder Nahrung. Unterstützend können die Wangen leicht nach vorn gezogen und der Unterkiefer gestützt werden.

Indikation
Trinkschwäche, hypotoner Muskeltonus, neurologische Grunderkrankung, herabgesetzte Schluckfrequenz

Kontraindikation
Aspiration

Einsatzmöglichkeiten
Saug- und Trinkschwäche, kindliche Dysphagie

Kombination mit
Niedrigflusssauger, Kieferkontrolle, Wangentonisierung

Bemerkungen
Zug und leichter Druck am Mundboden verbessern die Saugaktivität und erleichtern das Auslösen der Schluckreaktion.

4.30 Pacing

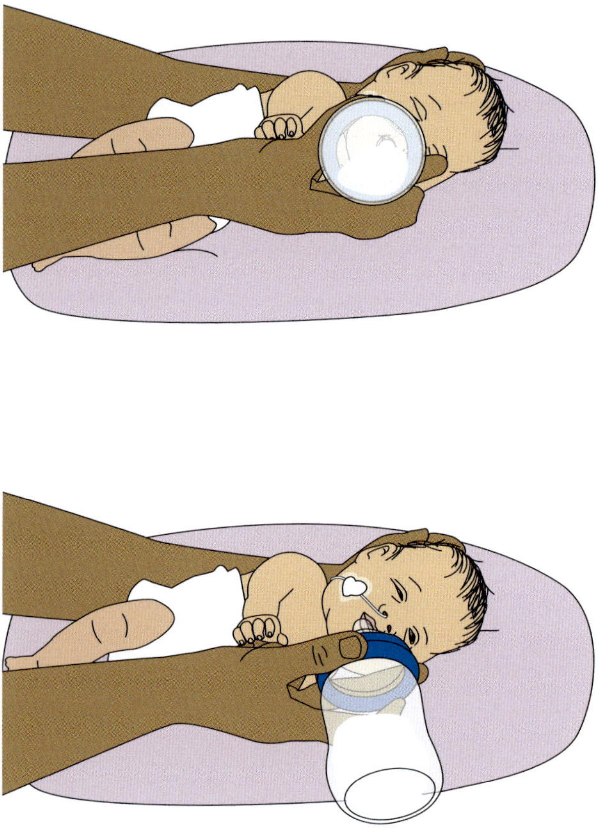

Abb. 4.30 Pacing [L322]

Nehmen Sie eine bequeme Position im Sitzen oder Liegen ein. Halten Sie Ihr Kind gut gestützt und stabil während des Trinkens. Setzen Sie nach 3–5 Saugbewegungen eine Pause, indem Sie den Flaschensauger leicht in die Wange kippen und so den Milchfluss unterbrechen. Ihr Kind hat Zeit, die Milch zu schlucken und zu atmen. Nun führen Sie den Flaschensauger wieder in eine gerade Position und Ihr Kind kann sicher saugen und trinken. Wiederholen Sie diese Pausen mehrmals.

4.30 Pacing

Ziel

Effizientes und aspirationsfreies Schlucken, Verbesserung der Saug-Schluck-Atem-Koordination

Wirkungsweise

Das Kind liegt stabil gelagert auf einer Unterlage bzw. wird im Arm oder auf den Beinen der fütternden Person gut gestützt. Während des Saugens aus der Flasche wird diese nach wenigen Saugbewegungen in die Wangentasche oder vertikal nach oben gekippt, um den Milchfluss zu unterbrechen. Dabei verbleibt der Flaschensauger im Mund des Kindes. Das Kind hat nun Zeit, zu schlucken und zu atmen. Wenn es wieder bereit ist zu saugen, wird die Flasche in die Ausgangsposition geführt und das Kind kann weitertrinken. Diese externe Saugpause wird bei Bedarf mehrmals wiederholt. Das Pacing erfolgt zunächst alle 3–5 Saugbewegungen und wird im weiteren Verlauf flexibel an die Fähigkeiten des Kindes angepasst und abgebaut. Bei Kindern mit reduzierter Selbstregulation ist u. U. ein stärkerer Reiz erforderlich. Hier wird die Flasche zur Pausensetzung komplett aus dem Mund herausgezogen.

Indikation

Eingeschränkte oder unreife Saug-Schluck-Atem-Koordination, eingeschränkte Selbstregulation

Variante

Nicht die Flasche, sondern das Kind wird nach wenigen Saugbewegungen so aufgerichtet, dass die Milch aus dem Sauger nicht in den Mund fließen kann.

Kombination mit

Seitenlage, erhöhte Seitenlage, Stillen

Bemerkungen

Beim Stillen reguliert sich der Milchfluss individuell, sodass i. d. R. kein Pacing nötig ist. Hin und wieder kann es bei starker Milchspendereaktion erforderlich sein, von außen eine Pause zu setzen. Hier unterbricht die Kindsmutter das Saugen und Trinken, indem sie den kleinen Finger zwischen Lippen und Brustwarze schiebt und den Mund so von der Brust löst. Chantal Lau entwickelte mit dem Self-Paced™ Feeding System eine Trinkflasche, mit der das Baby eigenständig den Milchfluss regulieren kann (https://chantallau.com/Inventions/).

Literatur

Palmer, M M (2020): Intervention Strategies for the poor feeder in the newborn intensive care unit: External Pacing versus Imposed Regulation, Marjorie Meyer Palmer MA, Developmental Observer, DOI: 10.14434/do.v13i1.29089

4.31 Shaker-Manöver (adaptiert)

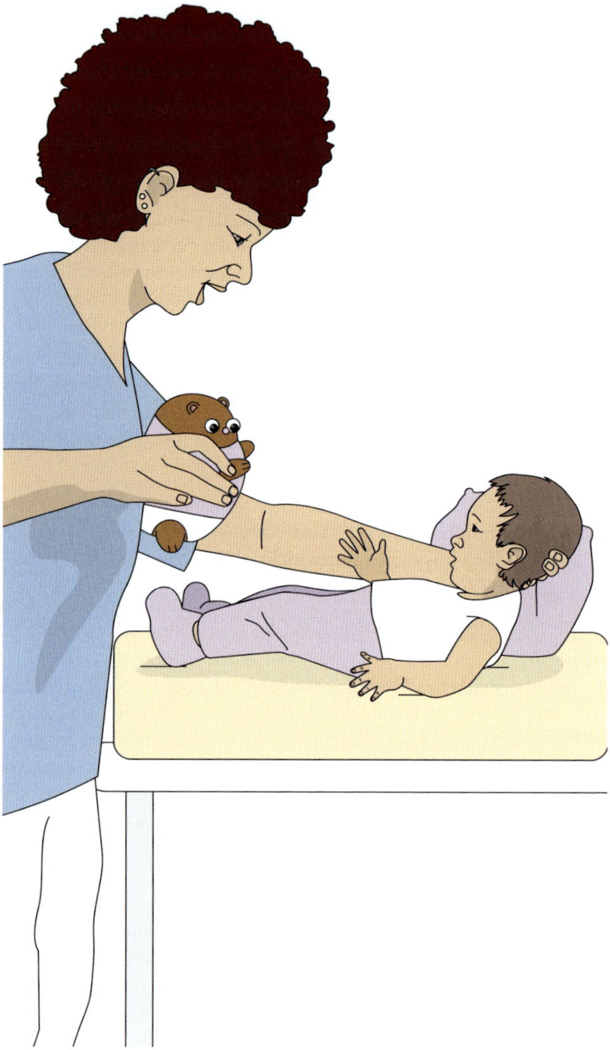

Abb. 4.31 Shaker-Manöver (adaptiert) [L322]

Ihr Kind liegt stabil und gut gestützt auf einer Unterlage. Unterstützen Sie Ihr Kind, den Kopf leicht nach vorn-unten zu heben und zu den Füßen oder auf ______________ zu schauen. Ihr Kind hält diese Position für ca. 10 Sekunden und legt den Kopf anschließend wieder ab. Wiederholen Sie diese Übung 5-mal.

4.31 Shaker-Manöver (adaptiert)

Ziel
Effizientes und aspirationsfreies Schlucken, Vermeidung von intra- und postdeglutitiver Aspiration, Penetration und Residuen, Verbesserung der Larynxelevation, Verbesserung der Öffnung des oberen Ösophagussphinkter

Wirkungsweise
Das Kind liegt mit ausgestreckten Beinen stabil gelagert und flach auf dem Rücken. Der Therapeut übt zunächst mit dem Kind das Kopfheben spielerisch und hält während der Hebephase die Schultern behutsam auf der Unterlage. Nun wird das Kind gebeten, den Kopf leicht nach vorn-unten zu heben und zu seinen Füßen bzw. Zehen zu schauen. Mit Hilfe von einem Spielzeug, Kuscheltier oder Bild können am Fußende spielerisch Reize gesetzt werden, um das Interesse und die Freude des Kindes zu wecken. Diese Position wird bis ca. 10 Sekunden gehalten, bevor das Kind seinen Kopf langsam wieder absenkt und auf der Unterlage ablegt. Die Übung wird anschließend 5-mal wiederholt und sollte 2-mal täglich erfolgen.

Indikation
Eingeschränkte laryngohyoidale Verlagerung, unvollständige Öffnung des oberen Ösophagussphinkter

Kontraindikation
Versorgung mit Trachealkanüle, begrenzte Kopf-, Hals- und Nackenbeweglichkeit

Variante
Ältere Kinder können im Sitzen üben und mittels *Chin Tuck Against Resistance (CTAR)* den Kopf gegen einen Widerstand, z. B. einen kleinen Gummiball nach unten führen (Yoon, Khoo und Liow 2014). Dabei ist ein gegenüber befestigtes Bild oder Videospiel hilfreich und motivierend vor dem Hintergrund einer aufgabenorientierten Wiederholung der Übung (Park, Lee und Jung 2019).

Bemerkungen
Zur Verbesserung pharyngealer Schluckfunktionen lassen sich auch andere Übungen aus der Dysphagietherapie bei Erwachsenen auf Kinder übertragen und anwenden, z. B. das Kräftige Schlucken oder Masako-Manöver (https://www.healthxchange.sg/children/special-needs/child-swallowing-difficulty-dysphagia-exercises-improve-swallowing).

4.32 Habermannsauger

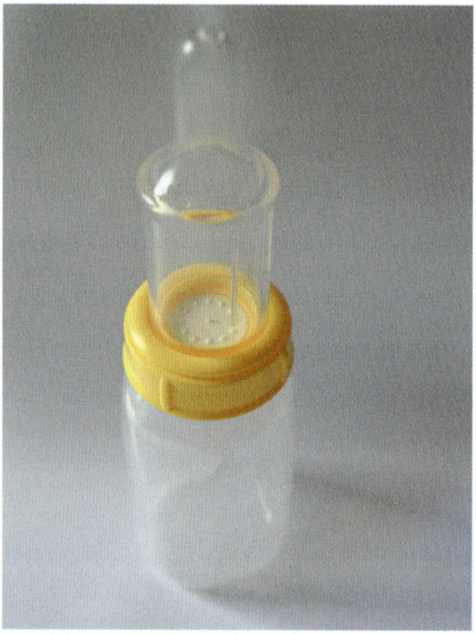

Abb. 4.32 Habermannsauger [M1169]

4.32 Habermannsauger

Ziel
Effizientes und aspirationsfreies Schlucken, Vermeidung von nasalem Leaking, Optimierung der oralmotorischen Kontrolle, Verbesserung von Saugmuster und -effizienz

Wirkungsweise
Der *Habermann-Sauger* oder auch *Special Needs-Sauger* dient der Regulation des Milchflusses. Durch ein Ventil wird einerseits Milchfluss in den Flaschensauger beim Saugen des Kindes ermöglicht, andererseits aber ein Zurückfließen der Milch in die Flasche verhindert. Je nach Position der eingestellten Schlitzöffnung lässt sich die Fließgeschwindigkeit in drei Stufen regulieren. Das Kind kann mit melkenden Bewegungen von Zunge und Unterkiefer die Flasche individuell entleeren. Der längliche Sauger kompensiert unphysiologische Druckverhältnisse, z. B. bei Gaumenspalten. Für sehr kleine und frühgeborene Säuglinge ist der *Mini Special-Needs-Sauger* geeignet.

Indikation
Trink- und Saugschwäche, hypotoner Muskeltonus, neurologische Grunderkrankung, Trisomie 21, Pierre-Robin-Sequenz, Lippen-Kiefer-Gaumen-Spalte, Retro- und/oder Mikrognathie

Kontraindikation
Aspiration

Einsatzmöglichkeiten
Saug- und Trinkschwäche, kindliche Dysphagie

Kosten
Produkt der Firma Medela über einschlägigen Fachhandel beziehbar, ca. 20–25,- €

Kombination
Seitenlage, erhöhte Rückenlage

Bemerkungen
Die Fließgeschwindigkeit sollte nicht durch Drücken auf die Saugerspitze zusätzlich erhöht werden. Diese Technik begünstigt eine Aspiration.

4

4.33 Lippenspaltsauger

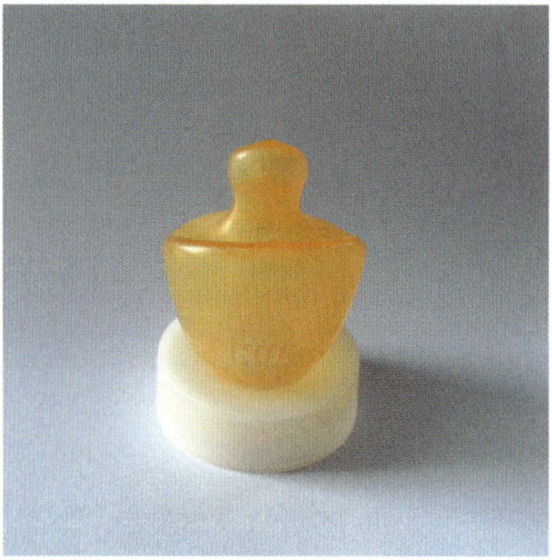

Abb. 4.33 Lippenspaltsauger [M1169]

4.33 Lippenspaltsauger

Ziel

Effizientes und aspirationsfreies Schlucken, Optimierung des Lippenschlusses, Verbesserung von Saugmuster und -effizienz

Wirkungsweise

Der Lippenspaltsauger kompensiert bei Kindern mit v. a. einseitigen, aber auch beidseitigen Spalten die unzureichende Abdichtung. Der Säugling sollte während des Trinkens eine Mund-Nasen-Trennplatte tragen, um entsprechend Sog aufbauen zu können. Durch die Form und das Material gelingt es dem Kind besser, einen intraoralen Druck beim Saugen aufzubauen und die Milch aus dem Sauger aufnehmen zu können. Je nach Alter und Anatomie gibt es zwei verschiedene Saugergrößen und -formen.

Indikation

Trink- und Saugschwäche bei versorgter Gaumenspalte und offener Kiefer- und/oder Lippenspalte, Fehlbildungen der Lippen

Kontraindikation

Aspiration

Einsatzmöglichkeiten

Trinkschwäche, kindliche Dysphagie

Kosten

Produkt der Firma NUK über einschlägigen Fachhandel beziehbar, ca. 4,- €

Kombination

Erhöhte Seitenlage, erhöhte Rückenlage, Hoppe-Reiter-Sitz, Wangentonisierung

Bemerkungen

Diese Trinkhilfe wird nur noch vereinzelt eingesetzt, da andere Sauger, Materialien oder Saugsysteme oft einen besseren Sogaufbau ermöglichen.

4.34 Kiefergerechter Sauger

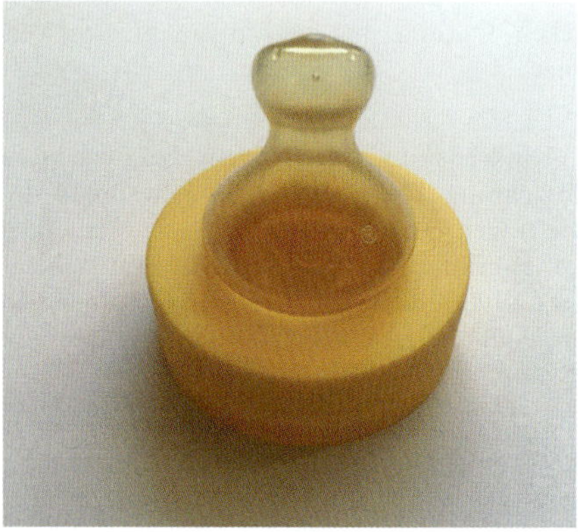

Abb. 4.34 Kiefergerechter Sauger von vorn, Frontansicht [M1169]

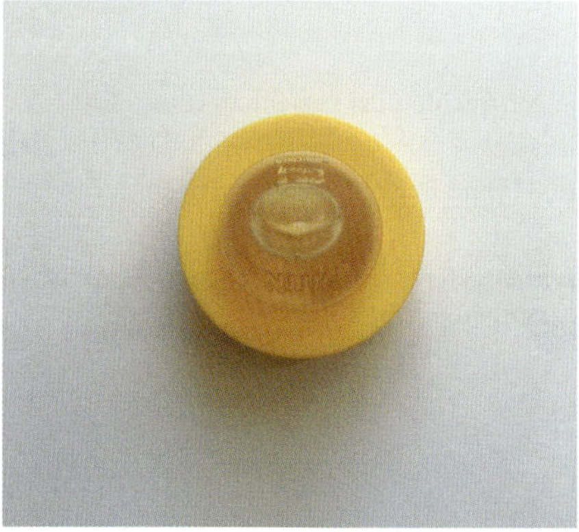

Abb. 4.35 Kiefergerechter Sauger von oben, Sicht von oben [M1169]

4.34 Kiefergerechter Sauger

Ziel
Effizientes und aspirationsfreies Schlucken, Verbesserung des Sogaufbaus, Optimierung der Kieferbewegungen beim Trinken

Wirkungsweise
Der kiefergerechte Sauger ist so geformt, wie das Neugeborene die Brustwarze beim Trinken komprimiert. Durch zusätzliche Einbuchtungen wird der Sauger besser im Mund gehalten und rutscht beim Trinken nicht so leicht heraus. Das Saugen wird dem Säugling dadurch etwas erleichtert. Es gibt Sauger mit einem oder mehreren Löchern in unterschiedlichen Lochgrößen, die sich an der Oberseite des Saugers befinden. Sauger mit einer breiten Lippenauflage, d. h. Weithalssauger, unterstützen die natürliche Lippenfunktion beim Saugen ähnlich der beim Stillen. Bei kleinen bzw. beengten Mund- und Kieferverhältnissen empfiehlt sich eine schmale Lippenauflage.

Indikation
Saugschwäche, hypotoner Muskeltonus

Kontraindikation
Aspiration

Einsatzmöglichkeiten
Saug- und Trinkschwäche, kindliche Dysphagie

Kosten
Produkt in verschiedenen Größen, Formen und Materialien über einschlägigen Fachhandel beziehbar

Kombination
Verschiedene Fütterpositionen, Pacing

Bemerkungen
Die Saugerform stellt keinen Vorteil für das Trinken dar und ist nie richtig oder falsch (Scheel et al. 2005, Ross und Fuhrmann 2015). Vorteil eines kiefergerechten Saugers ist die Vermeidung von Zahnfehlstellungen. Ein Nachteil ist möglicherweise, dass der Säugling mehr Luft schluckt, da der Lippenabschluss beim Trinken nicht vollständig ist (Frey 2011).

4.35 Brustähnlicher Sauger

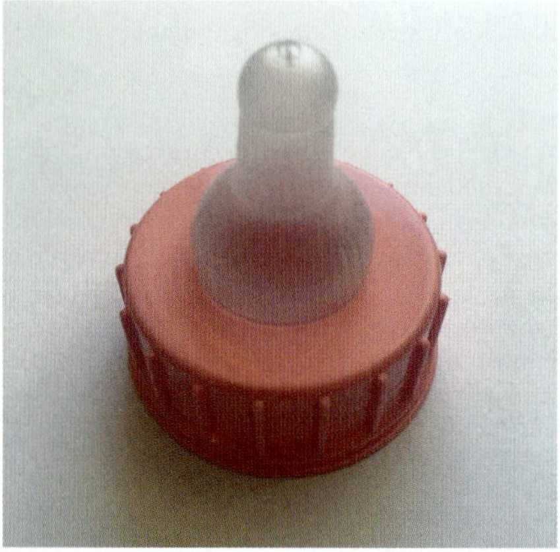

Abb. 4.36 Brustähnlicher Sauger von vorn, Frontansicht [M1169]

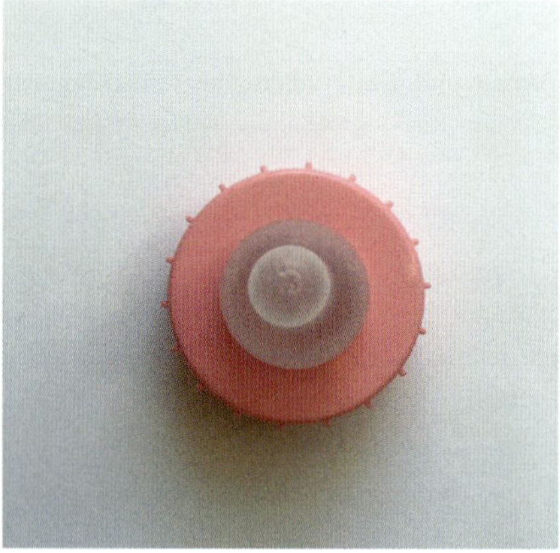

Abb. 4.37 Brustähnlicher Sauger von oben. Ansicht von oben [M1169]

4.35 Brustähnlicher Sauger

Ziel

Effizientes und aspirationsfreies Schlucken, Verbesserung des Sogaufbaus, Optimierung der Saugeffizienz

Wirkungsweise

Der brustähnliche Sauger oder auch Kirschsauger ist gleichmäßig gerade geformt und weist keine Einkerbungen auf. Er ist der Brustwarze im Ruhezustand nachempfunden. Die runde Form bei Flaschen- und Beruhigungssaugern hat Vorteile (u.a. leichter Wechsel zwischen Stillen und Flaschenfütterung möglich) und Nachteile (u.a. Zunge hat weniger Halt). Es gibt Sauger mit einem oder mehreren Löchern in unterschiedlichen Lochgrößen, die sich an der Spitze des Saugers befinden. Sauger mit mehreren Löchern verstärken die Viskosität. Durch die erhöhte Fließgeschwindigkeit der Milch muss das Kind weniger Kraft beim Saugen aufbringen.

Indikation

Kombination von Stillen und Flaschenfütterung

Kontraindikation

Aspiration

Einsatzmöglichkeiten

Saug- und Trinkschwäche, kindliche Dysphagie

Kosten

Produkt in verschiedenen Materialien und Größen über einschlägigen Fachhandel beziehbar

Kombination

Verschiedene Fütterpositionen, Pacing

Bemerkungen

Auf dem Markt sind brustähnliche Sauger erhältlich, die den Milchfluss durch Drehen des Saugers dreifach stufenlos regulieren (z.B. Materni-Trinksauger, http://www.maternimedical.eu/de/sauger/).

4.36 Saugerfluss

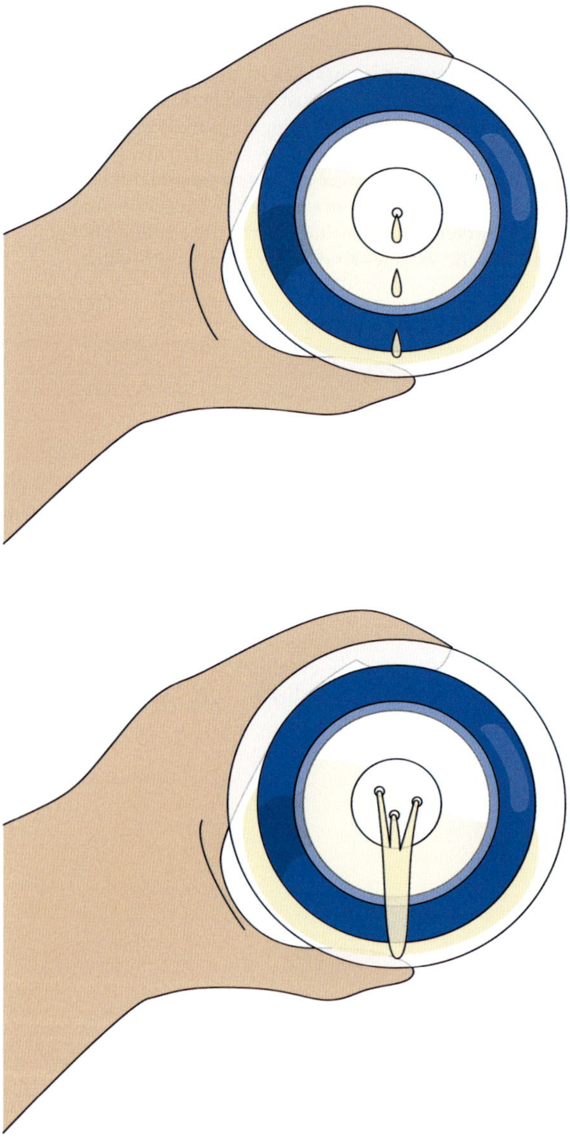

Abb. 4.38 Saugerfluss, Ansicht von oben [L322]

4.36 Saugerfluss

Ziel
Effizientes und aspirationsfreies Schlucken, Verbesserung der oralmotorischen Kontrolle, Optimierung der Saug-Schluck-Atem-Koordination

Wirkungsweise
Je nach Erfordernis ist ein Flaschensauger mit hoher oder niedriger Fließgeschwindigkeit geeignet. Eine hohe Fließgeschwindigkeit ist erforderlich für dickere bzw. angedickte Flüssigkeiten. Babys mit Schwierigkeiten bei der Koordination von Saugen, Schlucken und Atmen profitieren von einem Sauger mit einer niedrigen Fließgeschwindigkeit.

Indikation
Saug- und Trinkschwäche, Flaschenfütterung

Kontraindikation
Aspiration

Einsatzmöglichkeiten
Saug- und Trinkschwäche, kindliche Dysphagie

Kombination
Verschiedene Fütterpositionen und therapeutische Interventionen

Bemerkungen
Als sog. Slow-flow-Sauger wird eine Fließgeschwindigkeit mit 1 Tropfen pro Sekunde empfohlen. Bitte beachten Sie die Unterschiede zwischen Tee- und Milchsaugern.

4.37 Softcup

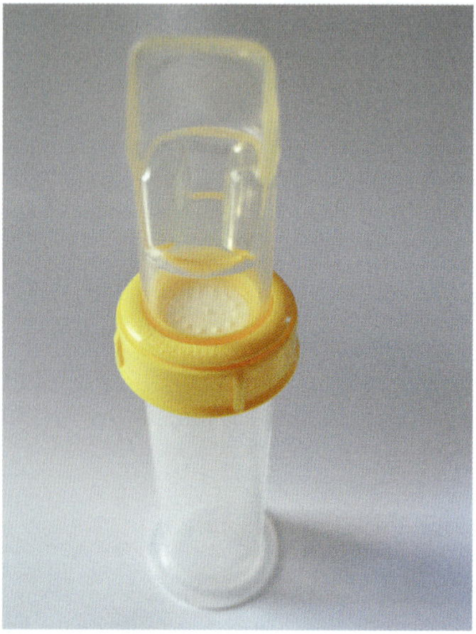

Abb. 4.39 Softcup, Ansicht von oben [M1169]

4.37 Softcup

Ziel
Effizientes und aspirationsfreies Schlucken, Verbesserung der oralmotorischen Kontrolle, Optimierung der Lippenfunktionen beim Trinken

Wirkungsweise
Der Softcup dient der Regulation der Milchaufnahme und stellt eine Alternative zur Becherfütterung bei Säuglingen ab 4–6 Monaten mit Saugschwierigkeiten dar. Nach Zusammendrücken des Mundstücks fließt die Milch dosiert aus dem Behälter nach vorn und dank einer Membran nicht mehr zurück. Das Kind kann nun die Milch leicht über das schmale und weiche Mundstück aufnehmen. Durch die Skalierung lässt sich die Milchmenge exakt bestimmen und kontrollieren. Der Softcup sollte kurzzeitig für die Fütterung eingesetzt werden.

Indikation
Saugschwäche, hypotoner Muskeltonus, neurologische Grunderkrankung, Trisomie 21, orale Hypersensibilität

Einsatzmöglichkeiten
Saug- und Trinkschwäche, kindliche Dysphagie

Kosten
- Produkt der Firma Medela über einschlägigen Fachhandel beziehbar, ca. 20–25,- €
- Produkt der Firma Materni, FlowCupTM, Fachhandel, ca. 9,90 €

Kombination
Erhöhte Rückenlage, Wiegehaltung, Wangentonisierung, Dehnung der Oberlippe

Bemerkungen
Der Softcup lässt sich therapeutisch vorübergehend für Schluckübungen einsetzen, um z. B. die Bolusaufnahme vom Löffel anzubahnen. Die Firma Nuby hat mit dem SoftFlex™, Infafeeder™ oder Silikon Squeeze Feeder™ ebenfalls hilfreiche Alternativen zur Löffelfütterung entwickelt.

4.38 Trinkbecher

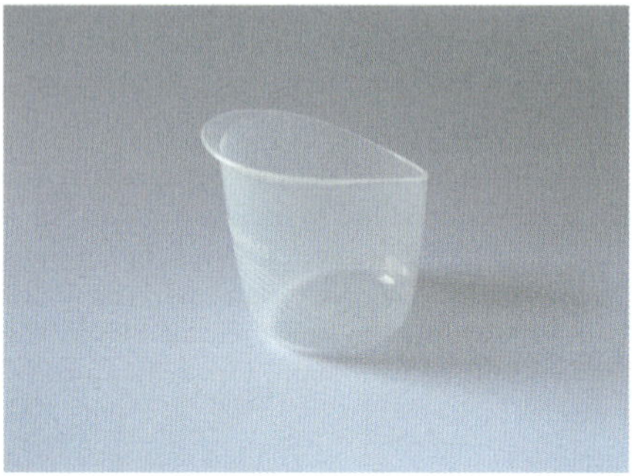

Abb. 4.40 Trinkbecher [M1169]

4.38 Trinkbecher

Ziel

Effizientes und aspirationsfreies Schlucken, Verbesserung der oralmotorischen Kontrolle, Optimierung der Lippenfunktionen beim Trinken

Wirkungsweise

Trinkbecher eignen sich für das Trinktraining und zur richtigen Dosierung der Trinkmenge bei saugschwachen Babys. Einige Einwegbecher, z. B. der Minibecher von Medela, bestehen aus flexiblem Material und verfügen über eine verbreiterte Lippenauflage sowie einen Nasenausschnitt. So kann der Becher besser zum Mund geführt und das Kinn für ein sicheres Schlucken nach unten geneigt werden. Der Becher sollte erst bei Trinkbereitschaft an die Unterlippe des Kindes angelegt und behutsam gekippt werden. Das Kind kann dadurch die Milch aktiv mit seinen Lippen vom Becherrand aufnehmen und sich auf das Schlucken vorbereiten.

Indikation

Saugschwäche, hypotoner Muskeltonus, neurologische Grunderkrankung, z. B. Intrazerebralparesen, orale Hypersensibilität

Kontraindikation

Aspiration

Einsatzmöglichkeiten

Saug- und Trinkschwäche, kindliche Dysphagie

Kosten

- Mini-Einwegtrinkbecher, z. B. Produkt der Firma Medela, ca. 0,95 €
- Becher mit Nasenausschnitt, z. B. Produkt der Firma eklee, ca. 4,95 €
- Weitere Trinkbecher: LoopCup, CamoCup, Doidy Cup, Difrax

Bemerkungen

Für ältere Kinder lässt sich über die Firma FOrmaTT ein von Kay Coombes entwickelter Trinkbecher mit flachem Spezialaufsatz für alle klinikü blichen Schnabelbecher beziehen. Durch die kleine Öffnung ist eine dosierte Flüssigkeitsaufnahme gewährleistet.

4.39 Füttern mit Löffel oder Pipette

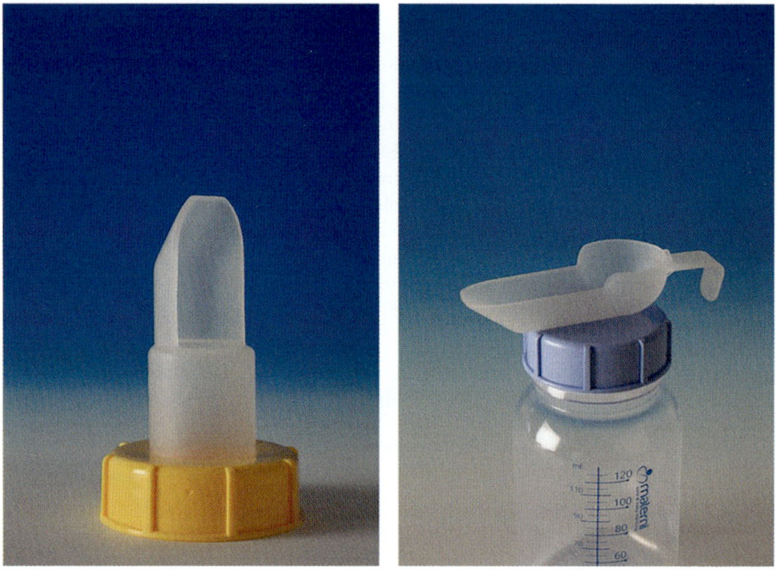

Abb. 4.41 Flowspoon und Flowcup [V793]

4.39 Füttern mit Löffel oder Pipette

Ziel

Effizientes und aspirationsfreies Schlucken, Anbahnung sowie Unterstützung des Stillens

Wirkungsweise

Löffel oder Pipette eignen sich für die Gabe kleiner Flüssigkeitsmengen, wenn der Säugling aufgrund von Unreife oder einer komplexen Grunderkrankung nur unzureichend saugen kann. Hierbei sollte der Säugling entsprechend stabil gestützt, gelagert und wach sein. Während eine Hand die Kopfkontrolle unterstützt, führt die andere Hand den Löffel zunächst an die Lippen und bei entsprechender Bereitschaft auf die geöffnete Unterlippe des Kindes. So gelangt die Milch langsam in den Mund oder das Kind kann die Flüssigkeit selbstständig ablecken. Auf diese Weise werden Kolostrum, Mutter-, Frauen- und Formulamilch oder auch Medikamente dosiert verabreicht. Mit einer Pipette oder Spritze lässt sich Flüssigkeit tropfenweise und platziert in die Wangentasche oder auf die Zunge geben. Pipetten mit einer Verschlusskappe eignen sich außerdem zum einmaligen Befüllen, Einfrieren und Verabreichen von Kolostrum. Ein texturierter Löffel dient der oral-sensorischen Stimulation bei älteren Kindern.

Indikation

Saugschwäche, neurologische Grunderkrankung, Stoffwechselerkrankung, Hyperbilirubinämie, kongenitale Fehlbildungen, mütterliche Erkrankungen

Kontraindikation

Aspiration

Kombination

Stillen, Kiefer- und Mundbodenstabilisierung

Kosten

- SteriFeed Kolostrum Spritze 1 ml, ca. 0,95 €
- FlowSpoon™, über einschlägigen Fachhandel beziehbar, ca. 6,90 €
- Texturierter Löffel (klein), über einschlägigen Fachhandel beziehbar, ca. 4–5,- €
- Beckman E-Z Spoon, über einschlägigen Fachhandel beziehbar, ca. $ 8.75 https://talktools.com/

Bemerkungen

Mit Hilfe des *FlowSpoon*™ ist es möglich, Kolostrum direkt an der Brust aufzufangen und anschließend dank des weichen Mundstücks zu verabreichen. Bei älteren Kindern mit ausgeprägter Würgereaktion ist es sinnvoll, den Kinderlöffel zu drehen und nur die mit Nahrung benetzte Rückseite an die Lippen zu führen.

4.40 Mutter- und Frauenmilch

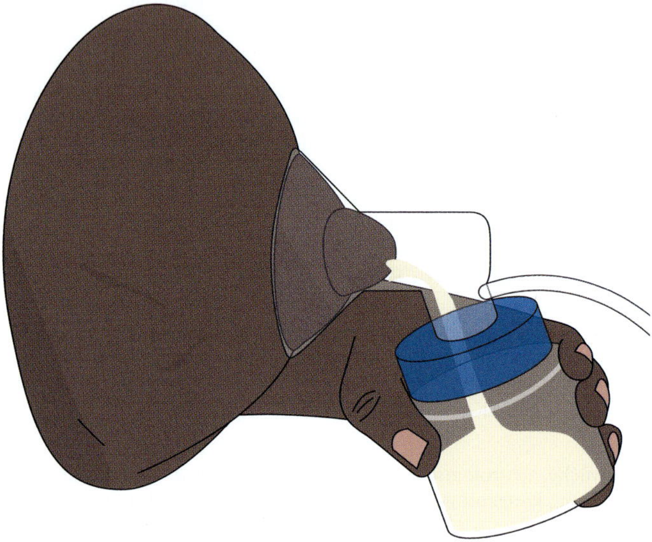

Abb. 4.42 Mutter- und Frauenmilch [L322]

4.40 Mutter- und Frauenmilch

Ziel

Suffizienter oraler Kostaufbau, Unterstützung Bonding, Verbesserung der psychomotorischen Entwicklung, Vermeidung schwerer Darmerkrankungen, z. B. nekrotisierende Enterokolitis NEC (Quigley, Embleton und McGuire 2019)

Wirkungsweise

Mutter- oder Frauenmilch stellt die beste Form der Ernährung von Säuglingen dar. Ihre Zusammensetzung ist auf die Bedürfnisse des Säuglings abgestimmt und verändert sich mit dem Wachstum des Kindes. Das dickflüssige Kolostrum bietet in den ersten Tagen nach der Geburt genug Nährstoffe, Antikörper und Wachstumshormone. Vom ca. 3. bis 14. Tag nach der Geburt wird eine mehr fett- und zuckerhaltige Übergangsmilch produziert. Nach zwei Wochen wird die reife Muttermilch gebildet, welche sich innerhalb einer Mahlzeit und im Verlauf der gesamten Stillzeit verändert und fortlaufend an die Bedürfnisse anpasst. Muttermilch bietet wertvolle Ernährungsvorteile, unterstützt das Wachstum und den Immunschutz. Sie hilft Infektionen, Übergewicht oder Allergien zu vermeiden und ist ohne Vorbereitungszeit überall verfügbar sowie kostenlos.

Indikation

u. a. Frühgeburtlichkeit, neurologische Grunderkrankung, genetische Grunderkrankung (u. a. Trisomie 21), Lippen-Kiefer-Gaumenspalte

Kontraindikation

Fehlbildung (u. a. Choanalatresie), Sepsis, Beatmung, Milcheiweißintoleranz, schwere chronische und akute Erkrankungen der Mutter (u. a. Sepsis, Tumor, Tbc, HIV, Medikamente, Drogen)

Einsatzmöglichkeiten

Saug- und Trinkschwäche, kindliche Dysphagie

Kombination

Stillpositionen, -hilfen, Brusternährungsset, Fingerfeeding, Flaschenfütterung

Literatur

Maier und Obladen 2017, La Leche Liga Deutschland e. V. 2021,
Berufsverband Deutscher Laktationsberaterinnen IBCLC e. V. 2021

4

4.41 Formula-Milch

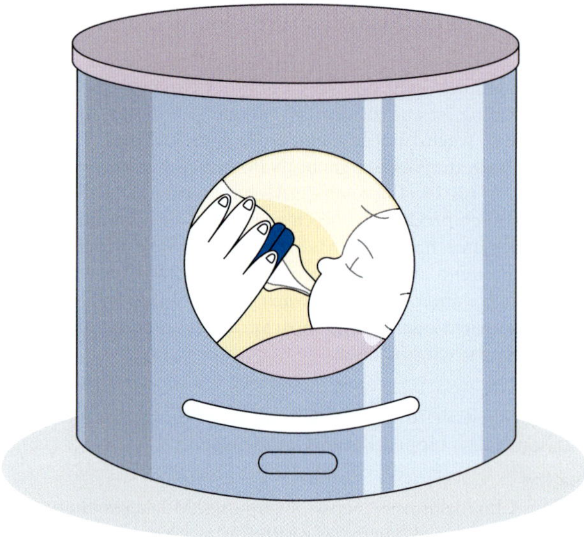

Abb. 4.43 Formula-Milch [L322]

4.41 Formula-Milch

Ziel
Ausgewogene enterale Ernährung, Decken des Energie- und Nährstoffbedarfs

Wirkungsweise
Säuglingsanfangs- oder Frühgeborenennahrung wird alternativ eingesetzt, wenn keine Mutter- bzw. Frauenmilch zur Verfügung steht. Gerade frühgeborene Säuglinge haben einen 30–40 % höheren Energie- und Nährstoffbedarf als reif geborene Säuglinge. Die spezielle Nahrung für Frühgeborene weist daher einen erhöhten Kalorien- und Proteingehalt auf und ist mit Eisen, Mineralien und Spurenelementen angereichert. Die Formulanahrung kann alleinig als Pre-Nahrung eingesetzt oder in Form von sog. Frauenmilchsupplementen der Muttermilch beigesetzt und zugefüttert werden.

Indikation
Frühgeburtlichkeit

Kontraindikation
Aspiration, Kuhmilchallergie

Einsatzmöglichkeiten
Saug- und Trinkschwäche, kindliche Dysphagie

Kombination
Brusternährungsset, Fingerfeeding

Bemerkungen
Der Einsatz von Formulanahrung und/oder stillbegleitendem Zufüttern sollte mit den Eltern und medizinischem Fachpersonal genauestens abgewogen werden. Das Zufüttern an der Brust ist die Methode der ersten Wahl (Europäisches Institut für Stillen und Laktation 2021, Maier und Obladen 2017).

4

4.42 Andicken der Nahrung

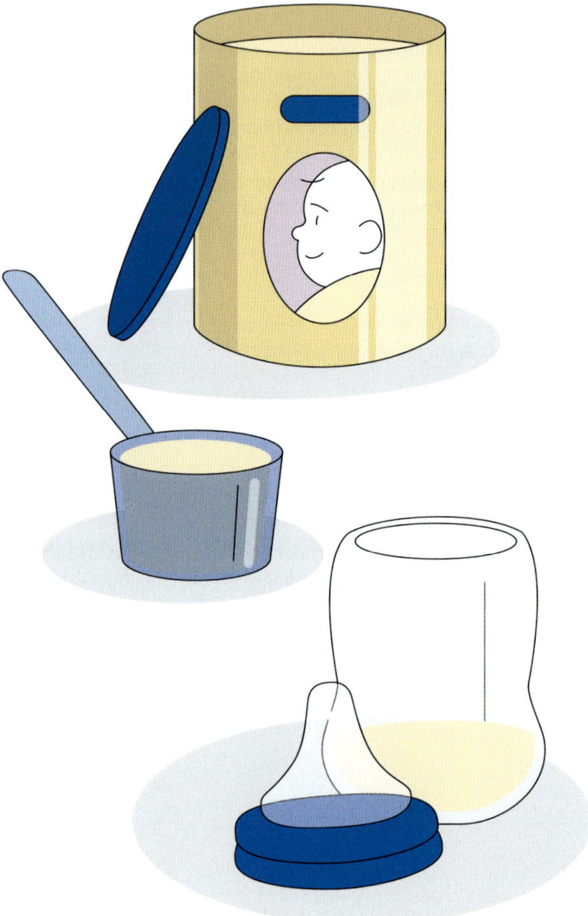

Abb. 4.44 Andicken der Nahrung [L322]

Dicken Sie die Nahrung Ihres Kindes mit ______________________________ an. Angedickte Nahrung erleichtert Ihrem Kind die Kontrolle beim Trinken und Schlucken.

4.42 Andicken der Nahrung

Ziel
Effizientes und aspirationsfreies Schlucken, Verbesserung der oralmotorischen Kontrolle, Vermeidung von gastro-ösophagealem Reflux

Wirkungsweise
Angedickte Milch oder Nahrung hat aufgrund der kohäsiven Eigenschaften eine reduzierte Fließgeschwindigkeit. Einerseits gelingt es dem Kind dadurch, die Nahrung in Mund und Rachen besser zu kontrollieren und bis zur Auslösung der Schluckreaktion sicherer zu transportieren. Andererseits wird ein Zurückfließen der Milch oder Nahrung aus dem Magen und der Speiseröhre verhindert.

Indikation
Saugschwäche, verzögerte Triggerung der Schluckreaktion, gastro-ösophagealer Reflux

Kontraindikation
Aspiration, neuromuskuläre Schädigung (z. B. Myasthenie, Muskeldystrophie)

Einsatzmöglichkeiten
Saug- und Trinkschwäche, kindliche Dysphagie

Kombination
Erhöhte Seitenlage, erhöhte Rückenlage

Bemerkungen
Bei Verwendung von angedickter Milch oder Anti-Refluxnahrung sollte der Flaschensauger hinsichtlich Form, Größe und Trinköffnung angepasst werden, damit sich der Säugling beim Trinken nicht erschöpft. Das Andicken der Nahrung verschlechtert Trinken bei neuromuskulär bedingten Dysphagien (Van den Engel-Hoeck 2013). Für ältere Kinder bietet sich Nestargel® zum Andicken an.

Literatur
Mit Hilfe der international einheitlichen IDDSI-Koststufen können verschiedene Viskositäten präzise überprüft und standardisiert eingesetzt werden (IDDSI 2019, https://iddsi.org/Resources/Patient-Handouts).

4.43 Mundpflege

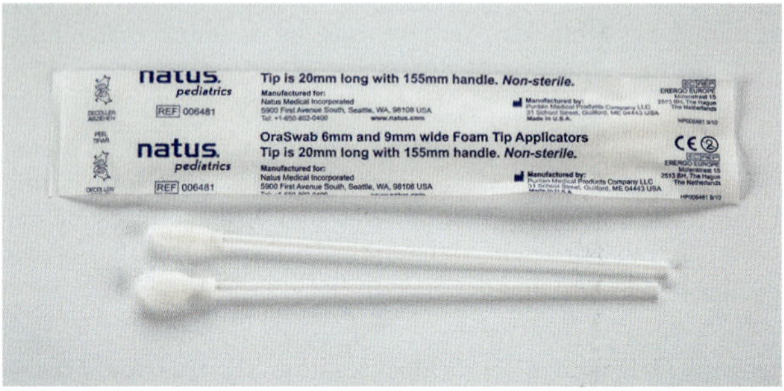

Abb. 4.45 Mundpflege [V1000]

Stabilisieren Sie Ihr Kind auf Ihrem Arm oder einer Unterlage mit einem Kissen oder Handtuch. Stützen Sie den Kopf und Unterkiefer Ihres Kindes. Streichen Sie behutsam Lippen, Wangen und Zunge mit ____ ______________________ aus. Führen Sie die Mundpflege regelmäßig durch.

4.43 Mundpflege

Ziel

Vermeidung oraler Deprivation, Vermeidung von Infektionen, Reinigung und Inspektion der Mundhöhle, Aspirationsprophylaxe, Anbahnung der physiologischen Schluckfunktion, Förderung der Speichelproduktion, Pflege der Lippen, Vermeidung von Mundgeruch, Verbesserung der Schmeckfunktion

Wirkungsweise

Das Kind wird physiologisch im Inkubator oder Wärmebett gelagert. Dabei ist es optimal, wenn die Hände des Kindes Kontakt zum Mund haben können und das Kind ohne Nahrung am Finger oder Schnuller saugen kann. Nach Berührung am Körper oder am Kopf und verbaler Kontaktaufnahme werden nun mit Hilfe eines in Wasser, Tee oder Milch getränkten Watteträgers Mundvorhof, Wangentaschen und der Zungenrücken behutsam ausgestrichen. Währenddessen wird der Kopf gestützt sowie der Unterkiefer stabilisiert. Die Mundpflege sollte möglichst stündlich erfolgen.

Indikation

Neurologische Grunderkrankung, orale Karenz bei Teil- und Vollsondierung, Beatmung, Tracheostomie

Kontraindikation

Aspiration

Einsatzmöglichkeiten

Saug- und Trinkschwäche, kindliche Dysphagie

Kombination

Non-nutritives Saugen, ganzkörperliche Stimulation, orofaziale Stimulation, Kieferstabilisierung

Bemerkungen

Sie können u. a. große Watteträger, eine um den Finger gewickelte Mullbinde, einen Fingerling, Absaugtupfer oder auch Schwammstäbchen benutzen. Zum Reinigen und Lösen empfiehlt sich steriles Wasser, Mundpflegemittel, -tee oder auch Muttermilch. Verwenden Sie Handschuhe, die nicht oder nur wenig ausdünsten bzw. riechen.

Literatur

Hilfestellungen und Anleitungen zur Mundpflege bei Kindern finden sich unter „Pädiatrisches Trachealkanülenmanagement“ (Motzko, Weinert und Flintrop 2015) oder „Fachpflege – Neonatologische und Pädiatrische Intensivpflege“ (Messall 2021).

4

4.44 Zahnpflege

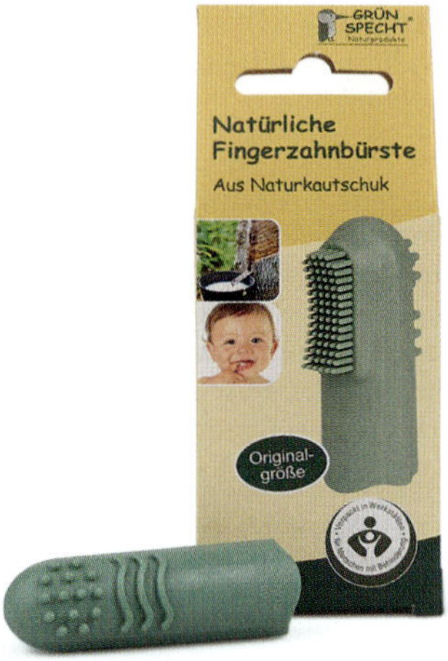

Abb. 4.46 Zahnpflege [V999]

Stabilisieren Sie Ihr Kind in Ihrem Arm oder auf einer Unterlage mit einem Kissen oder Handtuch. Unterstützen Sie den Kopf und Unterkiefer Ihres Kindes. Putzen Sie die Zähne Ihres Kindes mit ______________________________ ____________.

Führen Sie die Zahnpflege jeweils morgens und abends nach einer Trinkmahlzeit durch.

4.44 Zahnpflege

Ziel

Vermeidung von Infektionen, Reinigung und Inspektion der Zähne, Aspirationsprophylaxe, Förderung der Speichelproduktion, Vermeidung von Mundgeruch

Wirkungsweise

Das Kind wird physiologisch gelagert. Der Kopf wird gestützt sowie der Unterkiefer stabilisiert. Nach Berührung sowie verbaler Kontaktaufnahme werden mit Hilfe einer weichen Zahnbürste und Wasser die Zähne geputzt. Ab dem 6. Lebensmonat kann eine fluoridhaltige Kinderzahnpasta (500 ppm Fluroid) dünn aufgetragen werden. Dabei wird nach KAI-Methode vorgegangen, d. h. zunächst werden die Kauflächen, danach die Außen- und schließlich die Innenflächen der Zähne gereinigt. Bei Bedarf kann mit einer 20 ml-Spritze etwas Wasser zum Nachspülen in den Mund gegeben werden. Bereits mit dem ersten Zahn sollte die Zahnpflege 1- bis 2-mal täglich durchgeführt werden.

Indikation

Nach Durchbruch des ersten Zahnes, Sondierung, Beatmung

Kontraindikation

Aspiration, intraorale Blutungsneigung

Einsatzmöglichkeiten

Saug- und Trinkschwäche, kindliche Dysphagie

Kombination

Mundhygiene, elektrische Zahnbürste, Kinderzahnbürste, -zahnputzbecher, Fingerling

Bemerkungen

Bei erhöhten Aspirationsrisiken sollten absaugfähige Zahnbürsten oder Mundpflegetupfer verwendet werden. Bei Kindern mit intraoraler Blutungsneigung werden Schwammtupfer oder Absaugschwämmchen empfohlen. Ein standardisiertes Vorgehen ermöglicht die *Checkliste Oral Assessment Guide (GOSH* 2005) oder das *BRUSHED-Teeth-Assessment* (Hayes & Jones 1995).

4

4.45 Schaumkost

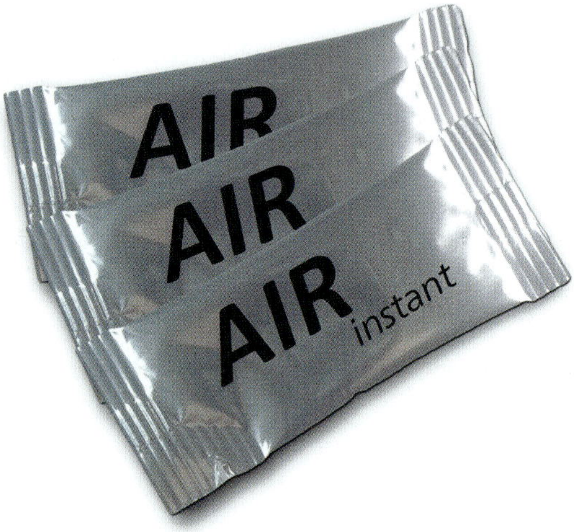

Abb. 4.47 Schaumkost [V997]

4.45 Schaumkost

Ziel
Effizientes und aspirationsfreies Schlucken, Anregung der Schmeck-, Riech- und Schluckfunktionen, Anregung des Appetits, Anbahnung einer oralen Kostaufnahme

Wirkungsweise
Schaumkost kann aufgrund der guten kohäsiven Eigenschaften leichter transportiert und geschluckt werden. Schmeckanregungen können individuell an die Bedürfnisse des Kindes und seiner Bezugspersonen angepasst werden. Die Schaumkost begünstigt eine verstärkte Aromafreisetzung und bahnt eine mögliche orale Ernährung an. Auf Basis verschiedener Flüssigkeiten wie ungesüßtem Tee oder Wasser lassen sich kompakter oder luftiger Schaum herstellen und in der Therapie verwenden. Zusätzlich ist die Aspirationsgefahr bei nicht-pulmotoxischen Flüssigkeiten als Grundlage für die Schaumkost eher gering.

Indikation
Ausgeprägte Kau- und Schluckstörungen, bei Einschränkungen von Bolusaufnahme, -kontrolle und -transport, verminderte pharyngeale Kontraktion

Kontraindikation
Aspiration

Varianten
- Kalorische Schaumkost/Spuma instant
- Luftiger Schaum/Air instant

Einsatzmöglichkeiten
Kindliche Dysphagie

Kosten
Zu beziehen bei z. B. der Firma Biozoon (www.biozoon.de)

- Spuma instant (110 g): 26,95 €
- AIR-Set mit Pumpe: 53,55 €

Kombination
Logopädischen Schlucktechniken und -manövern

Bemerkungen
Hinweise zur Anwendung sowie Verarbeitung sind z. B. bei www.smoothfood.de zu finden, u. a. auch Rezepte für nahrhafte und abwechslungsreiche Kost.

4

4

4.46 Aromatherapie

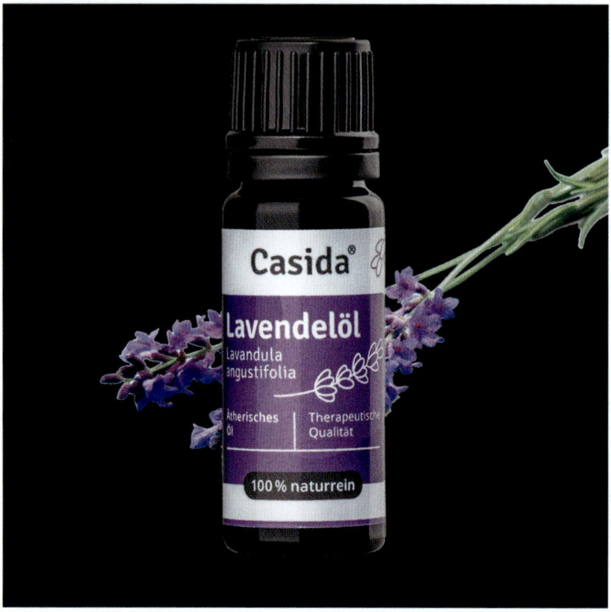

Abb. 4.48 Aromatherapie [V996]

4.46 Aromatherapie

Ziel
Effizientes und aspirationsfreies Schlucken, Anbahnung einer oralen Kostaufnahme

Wirkungsweise
Aromaöl kann, dosiert eingesetzt, über die Riechwahrnehmung Reize setzen und positive vegetative Veränderungen bewirken. So zeigten Vanillin oder Lavendel bereits in Studien positive Effekte auf Schmerzscore, Stress sowie Bradykardien und Apnoen bei Neugeborenen. Es wird angenommen, dass die phylogenetisch älteren Hirnregionen wie das Riechzentrum bereits bei Früh- und Neugeborenen Reaktionen im limbischen und zentralen Nervensystem hervorrufen. Ätherische Öle werden über die Haut oder Schleimhaut aufgenommen. Sie sollten bestenfalls naturrein sein sowie nur therapeutisch eingesetzt werden.

Indikation
Ausgeprägte Kau- und Schluckstörungen, Teil- und Vollsondierung, Tracheostoma, Beatmung

Kontraindikation
Abneigung

Kosten
Aromaöl zu beziehen im Fachhandel

Einsatzmöglichkeiten
Kindliche Dysphagie

Kombination
Basale Stimulation nach Prof. Dr. Fröhlich®, Musik, Singen, ganzkörperliche Stimulation

Bemerkungen
Neugeborene erkennen ihre Mutter schon nach 45 Stunden am Geruch (Morris 1995). Ein getragenes Kleidungsstück der Mutter (z. B. Tuch) oder eine Stilleinlage mit etwas Muttermilch kann neben den Säugling gelegt werden. Dadurch werden dem Kind Urvertrauen und Sicherheit vermittelt.

Literatur
Eine gute Einführung in das Thema findet sich bei Thiel (https://link.springer.com/content/pdf/10.1007%2Fs00112-014-3151-4.pdf) bzw. bei Stadelmann (Stadelmann, I. Grundlagen der Aromatherapie. In: Die Hebammen-Sprechstunde. Stadelmann Verlag, 8. A., 2005).

4

Anhang

Geschwisterseite

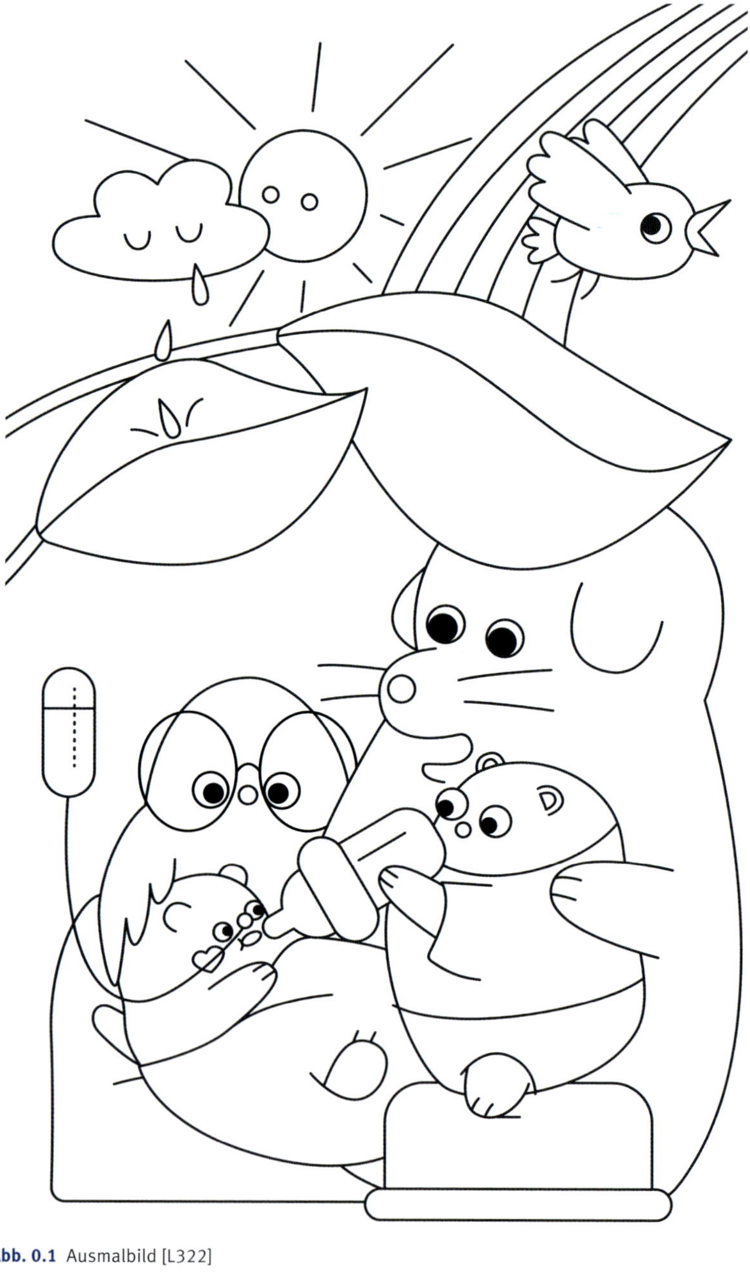

Abb. 0.1 Ausmalbild [L322]

Hallo ____________!

Dein Geschwisterchen ist endlich da und Du bist nun große Schwester/großer Bruder. ____________ hatte einen besonderen Start ins Leben. ____________ braucht noch etwas Zeit und Hilfe, um gut wachsen zu können. Im Krankenhaus kümmern sich viele Ärzte, Krankenpflegende und Therapeuten liebevoll um ____________. Sie helfen ____________ dabei, gut atmen, trinken und sich bewegen zu können. Auch Mama und Papa sind oft im Krankenhaus und versorgen, wickeln und kuscheln mit ____________. Sie haben Dich und Dein Geschwisterchen sehr lieb.

Du kannst ____________ gern etwas malen, dein Lieblingslied vorsingen, ein kleines Kuscheltier mitbringen oder ____________ vorsichtig an Händen und Füßen streicheln. ____________ freut sich bestimmt darüber.

Tipps für einen Trinkversuch

- Ihr Kind sollte ausreichend wach und stabil für einen Trinkversuch sein.
- Stillen oder füttern Sie Ihr Kind in einer ruhigen Umgebung und einem entspannten Umfeld.
- Finden Sie für sich und Ihr Kind eine stabile Trinkposition und behalten Sie diese zunächst bei.
- Benutzen Sie bei der Flaschenfütterung einen Sauger mit niedriger Fließgeschwindigkeit.
- Achten Sie während des Trinkversuchs auf die Zeichen Ihres Kindes und machen Sie eine Trinkpause, wenn Ihr Kind unruhiger wird oder Stresssignale zeigt.
- Streichen Sie während des Trinkversuchs sanft über die Fuß- oder Handinnenflächen Ihres Kindes und ermuntern Sie es mit Ihrer Stimme zum Weitertrinken.
- Lassen Sie Ihrem Kind genug Zeit für ein Bäuerchen. Manche Kinder schlucken beim Trinken viel Luft und benötigen bereits während der Trinkmahlzeit eine Pause zum Aufstoßen.
- Wenn sich Ihr Kind verschluckt, bleiben Sie ruhig und richten Sie Ihr Kind auf, damit es gut husten, atmen und sich erholen kann.
- Eine Mahlzeit sollte ungefähr 30 Minuten dauern, um das Neugeborene nicht zu überfordern und die Erholungszeit bis zur nächsten Mahlzeit einzuhalten. Diese Zeit von 30 Minuten schließt die Sondierung mit ein.
- Entscheidend ist nicht die Trinkmenge, sondern die Trinkqualität. Auch wenn Ihr Kind noch nicht die vollständige Trinkmahlzeit schafft, entwickelt es allmählich gut unterstützt sein individuelles Saug- und Trinkmuster.
- Eine Nährsonde über die Nase oder den Bauch kann vorübergehend Hilfe und Brücke sein, damit Ihr Kind nicht erschöpft und ausreichend ernährt ist.
- Wenn Ihr Kind häufig nach dem Trinken spuckt, kontaktieren Sie einen Gastroenterologen oder den Logopäden. Es kann hilfreich sein, Ihr Kind in schräger Position im Bettchen zu lagern. Wenn Sie kein verstellbares Bett oder ein Keilkissen zur Verfügung haben, können Sie z. B. einen A4-Ordner unter die Matratze legen.
- Wenn Sie Unterstützung benötigen, kontaktieren Sie Ihren Stillberater, Pflegenden oder Logopäden.

Wichtige Adressen

American Speech-Language-Hearing Association (ASHA)
https://www.asha.org

Internationaler Förderverein Basale Stimulation e. V.
Basale Stimulation nach Prof. Dr. Fröhlich®
https://basale-stimulation.de/

Baby-friendly Hospital Initiative (Babyfreundliche Krankenhäuser)
https://www.babyfreundlich.org

Beckman Training
https://www.beckmanoralmotor.com

Berufsverband Deutscher Laktationsberaterinnen BDL - IBCLC e. V.
https://www.bdl-stillen.de

BIOZOON GmbH (Schaumkost für basale Stimulation, Smoothfood etc.)
https://biozoon.de

Bobath-Gesellschaft Deutschland
https://www.bobath-konzept-deutschland.de/

Bundesverband „Das frühgeborene Kind" e. V.
https://www.fruehgeborene.de/

Castillo Morales® Vereinigung e. V.
https://www.castillomoralesvereinigung.de/

Connect Medizintechnik GmbH
https://connect-medizintechnik.at

Deutscher Bundesverband für Logopädie e. V. (dbl)
www.dbl-ev.de

Deutscher Bundesverband für akademischer Sprachtherapie und Logopädie e. V. (dbs)
www.dbs-ev.de

Deutscher Hebammenverband
https://www.hebammenverband.de

Deutsche interdisziplinäre Gesellschaft für Dysphagie e. V. (DGD)
c/o COCS GmbH
https://dg-dysphagie.de/

Dysphagie Schweiz
https://www.dysphagie.ch/

European Foundation for the Care of Newborn Infants (EFCNI)
https://www.efcni.org/

European Speech and Language Therapy Association (ESLA)
https://eslaeurope.eu/

Eklee - Unterstützte Kommunikation

https://kommunikation-unterstuetzen.de

European Society for Swallowing Disorders (ESSD)

http://www.myessd.org

Europäisches Institut für Stillen und Laktation

https://www.stillen-institut.com

Feeding Matters

https://www.feedingmatters.org/

FOrmaTT GmbH

F. O. T. T.® (Therapie des Facio-Oralen Trakts)

https://formatt.org

Forum Essenzia e. V.

Gemeinnütziger Verein für Förderung, Schutz und Verbreitung der Aromatherapie und Aromapflege, Aromakultur

https://www.forum-essenzia.org/

Gesellschaft für Neonatologie und pädiatrische Intensivmedizin e. V. (GNPI)

www.gnpi.de

International Dysphagia Diet Standardisation Initiative (IDDSI)

https://iddsi.org/

K2 Verlag

Lernmittel, Therapiematerial

https://www.k2-verlag.de/

La Leche Liga Deutschland e. V.

https://www.lalecheliga.de/

Chantal Lau - Nature Needs Nurture

https://chantallau.com/

u. a. Self-Paced™ Feeding System

Materni bvba

http://www.maternimedical.eu

medela AG

https://www.medela.de/

NIDCAP® federation international

https://nidcap.org/

Nuby™

https://www.nuby.com

NUK®

https://www.nuk.de

Pörnbacher

https://www.poernbacherkonzept.de/

KlaSee Lagerung GmbH

https://www.poernbacherkonzept.de

ProLog Therapie- und Lehrmittel GmbH (Verlag)

https://www.prolog-shop.de/

Schweizerische Gesellschaft für Dysphagie (SGD)

https://www.dysphagie-suisse.ch/

Servox GmbH

www.servox.de

Stiftung Noah

www.stiftung-noah.de

TALKTOOLS®

https://talktools.com

World Health Organization (WHO)

https://www.who.int/

Literatur- und Quellenverzeichnis

Ahn AK, Musso MF. Embryology and Anatomy. In: Ongkasuwan J und Chiou EH (eds.). Pediatric Dysphagia – Challenges and Controversies. 2018. Springer:3–16.

Aktas E, Girgin BA, Gözen D, Ergün K, Pekyiğit A, Çetınkaya M. Effect of Left and Right Semi-elevated Side-Lying Positions on Feeding Performance of Preterm Infants J Obstet Gynecol Neonatal Nurs 2021 Oct 11; S0884-2175(21)00273–2. doi: https://doi.org/10.1016/j.jogn.2021.09.006.

Aljerian A, Gilardino MS. Treacher Collins Syndrome. Review Clin Plast Surg. 2019 Apr;46(2):197–205.doi: https://doi.org/10.1016/j.cps.2018.11.005.

Allen JE, Clunie GM, Winiker K. Ultrasound: an emerging modality for the dysphagia assessment toolkit? Curr Opin Otolaryngol Head Neck Surg. 2021 Jun 1;29(3):213–218.

Allen JE, Clunie G, Ma JKY, Coffey M, Winiker K, Richmond S, Lowell SY, Volkmer A. Dysphagia Translating Ultrasound into Clinical Practice for the Assessment of Swallowing and Laryngeal Function: A Speech and Language Pathology-Led Consensus Study. Springer. 2022, https://doi.org/10.1007/s00455-022-10413-9.

Arens C, Herrmann IF, Rohrbach S, Schwemmle C, Nawka T. Positionspapier der DGHNO und der DGPP – Stand der klinischen und endoskopischen Diagnostik. Evaluation und Therapie von Schluckstörungen bei Kindern und Erwachsenen. Laryngo-Rhino-Otologie; 2015, 94:306–354.

Armstrong ES, Reynolds J, Carroll S, Sturdivant C, Suterwala MS. Comparing videofluoroscopy and endoscopy to assess swallowing in bottle-fed young infants in the neonatal intensive care unit. J Perinatol. 2019 Sep;39(9):1249–1256.

Armstrong ES, Reynolds J, Sturdivant C, Carroll S, Suterwala MS. Assessing Swallowing of the Breastfeeding NICU Infant Using Fiberoptic Endoscopic Evaluation of Swallowing: A Feasibility Study, Adv Neonatal Care. 2020 Jun;20(3):244–250.

Arvedson JC, Brodsky L. Pediatric swallowing and feeding. Assessment and management. Albany. Thomson Delmar Learning. 2002.

Arvedson JC, Clark H, Lazarus C, Schooling T, Frymark T. Evidence-based systematic review: effects of oral motor interventions on feeding and swallowing in preterm infants. American Journal of speech-language pathology 19;2010: 321–340.

Arvedson JC, Lefton-Greif MA. Anatomy, Embryology, Physiology and Normal Development. In: Arvedson JC, Brodsky L, Lefton-Greif MA. Pediatric swallowing and feeding. Assessment and Management. Plural Publishing Inc. 2020, 3.A.: 11–74.

ASHA (American Speech-Language-Hearing Association). Pediatric Dysphagia, https://www.asha.org/practice-portal/clinical-topics/pediatric-dysphagia (zuletzt abgerufen am: 31.10.2021a).

ASHA (American Speech-Language-Hearing Association. Feeding and swallowing disorders in children). https://www.asha.org/public/speech/swallowing/feeding-and-swallowing-disorders-in-children/2021 (zuletzt abgerufen am: 18.12.2021b).

Aswathanarayana C. Klinische Schluckdiagnostik In: Frey S. Pädiatrisches Dysphagiemanagement – Eine multidisziplinäre Herausforderung. Elsevier, 2011:135–159.

Aswathanarayana C, Hübl N und Frank U. Pädiatrische Dysphagien und Fütterstörungen. In: FAQ Dysphagie. Antworten – prägnant und praxisnah. Elsevier, 2021:315–340.

Au-Yeung KC. Initial Validation of the Paediatric Functional Oral Intake Scale (p-FOIS) October 2018. https://www.researchgate.net/publication/328394107_Initial_Validation_of_the_Paediatric_Functional_Oral_Intake_Scale_p-FOIS (zuletzt abgerufen am: 14.11.2021).

Awounou A, Stanschus S. Untersuchung des Schluckaktes mittels Videofluoroskopie (VFS). In: Seidel S, Stanschus S (eds). Dysphagie – Diagnostik und Therapie. Ein Kompendium. Schulz-Kirchner Verlag, 2009:65–102.

Bartolome G. Physiologie des Schluckvorgangs. In: Bartolome G, Schröter-Morasch H. Schluckstörungen - Interdisziplinäre Diagnostik und Rehabilitation. Elsevier. 7.A. 2022a:24-45.

Bartolome G. Grundlagen der funktionellen Dysphagietherapie (FDT). In: Bartolome G, Schröter-Morasch H. Schluckstörungen – Interdisziplinäre Diagnostik und Rehabilitation, Elsevier, 6.A., 7.A., 2022b:285-422.

Bartolome G. Grundlagen der funktionellen Dysphagietherapie (FDT). Planung und Ziele der FDT. In: Bartolome G, Schröter-Morasch H. Schluckstörungen - Interdisziplinäre Diagnostik und Rehabilitation. Elsevier, 7.A., 2022c:285-290.

Berufsverband Deutscher Laktationsberaterinnen IBCLC e. V. https://www.bdl-stillen.de; 2021 (zuletzt abgerufen am: 29.12.2021).

Biber D. Frühkindliche Dysphagien und Trinkschwächen. Springer, 2.A., 2014.

Blaymore Bier JA, Ferguson AE, Morales Y, Liebling JA, Oh W, Vohr BR. Breastfeeding infants who were extremely low birth weight. Pediatrics. 1997 Dec;100(6):E3.doi: https://doi.org/10.1542/peds.100.6.e3.

Böckler R. FEES bei Säuglingen mit Schluckstörungen – wie sinnvoll ist die Untersuchung? Laryngo-Rhino-Otologie 95; 2016:192–196.

Bosma JF. Form and function in the mouth and pharynx of the human infant. In: McNamara JA (Ed.). Control Mechanisms in Craniofacial Growth. Monograph 3, Craniofacial Growth Series. Center for Human Growth and Development. The University of Michigan Ann Arbor, 1975.

Brachtendorf M. RADIOMAMA. http://radiomama.de/zuhause/ihre-stimmen, 2022 (zuletzt abgerufen am: 27.02.2022).

Brodisch T, Hübl N. Frühkindliche Dysphagie und Trinkschwäche. Vortrag im Rahmen der medela Goldkonferenz 2020. https://www.medela.de/stillen-fachpersonen/messen-fortbildungen/rueckblick-messen-kongresse-fortbildungen/rueckblick-goldkonferenz/brodisch_huebl (zuletzt abgerufen am: 10.11.2021).

Brooks L. Treatment for Dysphagia: A Speech Language Pathologist's Perrspective. In: Ongkasuwan J & Chiou EH. Pediatric Dysphagia. Springer, 2018:147–161.

Brooks L, Landry A, Deshpande A, Marchica C, Cooley A & Raol N. Posterior tongue tie, base of tongue movement, and pharyngeal dysphagia: what is the connection? 2020; *Dysphagia*, *35*(1), 129–132.

Budjko U. Stillen und Ernährung. In: Dörre A. Lippen-Kiefer-Gaumen-Spalten. Patienteninformation der Mund-Kiefer-Gesichtschirurgie/Ästhetische und wiederherstellende Chirurgie. Klinikum Chemnitz gGmbH. 2019:8–10.

Buldur E, Yalcin Baltaci N, Terek D, Yalaz M, Altun Koroglu O, Akisu M, Kultursay N. Comparison of the Finger Feeding Method Versus Syringe Feeding Method in Supporting Sucking Skills of Preterm Babies. Breastfeed Med. 2020 Nov;15(11):703–708.

Bundesverband „Das frühgeborene Kind" e. V. Leitsätze zur entwicklungsfördernden Betreuung in der Neonatologie. https://www.fruehgeborene.de/sites/default/files/field_pblctn_file/leitsaetze.pdf, 2006 (zuletzt abgerufen am: 1.1.2022).

Bundesverband „Das frühgeborene Kind" e. V. Ernährung von Frühgeborenen. Informationsbroschüre. https://www.fruehgeborene.de/sites/default/files/field_pblctn_file/eb-04-de.pdf, 2008. (zuletzt abgerufen am: 18.12.2021).

Bundesverband „Das frühgeborene Kind" e. V. https://www.fruehgeborene.de/sites/default/files/field_story_file/pm_15.11.2021.pdf, 2021 (zuletzt abgerufen am: 22.02.2022).

Bundesverband „Das frühgeborene Kind" e. V. https://www.fruehgeborene.de/fuer-betroffene/geschwister-app, 2022 (zuletzt abgerufen am: 22.02.2022).

Castillo-Morales R, Brondo J, Hoyer H, Limbrock GJ. Treatment of chewing, swallowing and speech defects in handicapped children with Castillo-Morales orofacial regulator therapy: advice for pediatricians and dentists. Zahnarztl Mitt. 1985 May 1;75(9):935–42, 947–51.

Castillo-Morales Vereinigung. https://www.castillomoralesvereinigung.de/, 2021 (zuletzt abgerufen am: 18.12.2021).

Cichero J, Langmore S. Imaging Assessments. In: Cichero J und Murdoch B (Eds.): Dysphagia – Foundation. Theory and Practice. Cichester 2006.

Cichero J, Jackson O, Halley PJ, Murdoch BE. Which one of these is not like the others? An inter-hospital study of viscosity of thickened fluids. Journal of Speech, Language and Hearing Research; 2000: 43:537–547.

Clark L, Kennedy G, Pring T, Hird M. Improving bottle feeding in preterm infants: Investigating the elevated side-lying position; 2007. Infant 3(4): 354–358.

Crary MA, Mann GD, Groher ME. Initial psychometric assessment of a functional oral intake scale for dysphagia in stroke patients. Arch Phys Med Rehabil, 2005: 86:1516–20.

Dailey S. Dysphagia in Craniofacial Syndromes. In: Suiter DM, Gosa MM. Assessing and Treating Dysphagia – A Lifespan Perspective. Thieme, 2019:205–218.

Da Rosa-Pereira K, Levy DS, Procianoy RS, Silveira RC. Impact of a pre-feeding oral stimulation program on first feed attempt in preterm infants: double-blind controlled clinical trial. PLoS One. 2020; 15(9): e0237915. Published online 2020 Sep 9. doi: https://doi.org/10.1371/journal.pone.0237915.

Denk-Linnert DM. Schlucken nach Tracheostomie. In: Schneider-Stickler B, Kress P. Tracheotomie und Tracheostomaversorgung. Indikationen, Techniken und Rehabilitation. Springer, 2018:303–319.

Derkay CS, Schechter GL. Anatomy and physiology of pediatric swallowing disorders, Otolaryngol Clin N Am, 1998;31:397–404.

Dharmarathna I, Miles A, Allen J. Predicting penetration-aspiration through quantitative swallow measures of children: a videofluoroscopic study. Observational Study. Eur Arch Otorhinolaryngol. 2021 Jun;278(6):1907–1916.

Dodrill P, Aftab S. Dysphagia Assessment and Treatment in the Neonatal Intensive Care Unit. In: Suiter DM, Gosa MM. Assessing and Treating Dysphagia. A Lifespan Perspective. Thieme, 2019:175–204.

Dorise B, Trivedi A, Galea C, Walker K, Mehta B. Feeding practices and growth of infants with Pierre Robin Sequence. Int J Pediatr Otorhinolaryngol. 2019 Mar;118:11–14.doi: https://doi.org/10.1016/j.ijporl.2018.12.004. Epub 2018 Dec 7.

Drucker PF. People and Performance: The Best of Peter Drucker on Management. Harper's College Press, 1977.

Duncan D, Larson K, Rosen RL. Clinical Aspects of Thickeners for Pediatric Gastroesophageal Reflux and Oropharyngeal Dysphagia. Curr. Gastroenterol. Rep. 2019, 21, 30.

Dysphagie.ch. Dysphagie Schweiz Suisse. https://www.dysphagie.ch/deutsch/diagnostik-therapie/manometrie/ (zuletzt abgerufen am: 31.10.2021).

ESSD. Paediatric dysphagia - position statements. European Society for Swallowing Disorders. Harding CV, Walshe M, Fichaux Bourain P, Woisard C 3rd Congress, Malmö-Schweden. 12.–14.09.2013.

Europäisches Institut für Stillen und Laktation. http://www.stillen-institut.com/media/eisl-empfehlungen/EISL-Empfehlungen-Zufuetterungsmethoden.pdf, 2021 (zuletzt abgerufen am: 29.12.2021).

Feldman R, Rosenthal Z, Eidelman AI. Maternal-preterm skin-to-skin contact enhances child physiologic organization and cognitive control across the first 10 years of life. Biol Psychiatry 2014; Jan 1;75(1): 56–64 doi: https://doi.org/10.1016/j.biopsych.2013.08.012. Epub 2013 Oct 4.

Ferrara L, Kamity R, Islam S, Sher I, Barlev D, Wennerholm L, Redstone F, Hanna N. Short-Term Effects of Cold Liquids on the Pharyngeal Swallow in Preterm Infants with Dysphagia: A Pilot Study. Dysphagia 2018; 33, 593–60.

Ferreira R, Lindgren Alves CR, Guimarães MA, de Menezes KP, de Castro Magalhães L. Effects of early interventions focused on the family in the development of children born preterm and/or at social risk: a meta-analysis, J Pediatr (Rio J). Jan-Feb 2020;96(1):20–38. doi: https://doi.org/10.1016/j.jped.2019.05.002.

Ferriero DM, Fullerton HJ, Bernard TJ, Billinghurst L, Daniels SR, DeBaun MR, deVeber G, Ichord RN, Jordan LC, Massicotte P, Meldau J, Roach ES, Smith ER. Scientific Statement Management of Stroke in Neonates and Children: A Scientific Statement From the American Heart Association/American Stroke Association. StrokeVolume 50. Issue 3. March 2019; Pages e51-e96, AHA/ASA American Heart Association Stroke Council and Council on Cardiovascular and Stroke Nursing, https://doi.org/10.1161/STR.0000000000000183.

Flehmig I. Normale Entwicklung des Säuglings und ihre Abweichungen – Früherkennung und Frühbehandlung. Thieme, 7.A., 2007.

Fontana C, Menis C, Pesenti N, Passera S, Liotto N, Mosca F, Roggero P, Fumagalli M. Effects of early intervention on feeding behavior in preterm infants: A randomized controlled trial, doi: https://doi.org/10.1016/j.earlhumdev.2018.04.016. Epub 2018 May 3.

Foster JP, Psaila K, Patterson T. Non-nutritive sucking for increasing physiologic stability and nutrition in preterm infants. Cochrane Database Syst Rev. 2016 Oct 4;10(10):CD001071. doi: https://doi.org/10.1002/14651858.CD001071.pub3.

Freitag A. Pädiatrisch-pneumologische Langzeitrehabilitation. Trachealkanülenmanagement. Deutsches Rotes Kreuz Kinderklinik Siegen gGmbH. KAI Kongress für Außerklinische Intensivpflege und Beatmung 2016, PPT.

Frey S. Pädiatrisches Dysphagiemanagement – Eine multidisziplinäre Herausforderung. Elsevier, 2011.

Frisk-Pados B, Hill RR, Yamasaki JT, Litt JS, Lee CS. Prevalence of problematic feeding in young children born prematurely: a meta-analysis, BMC Pediatrics (2021) 21:110, 1–15, https://doi.org/10.1186/s12887-021-02574.

Frisk-Pados B, Thoyre SM, Galer K. Neonatal Eating Assessment Tool - Mixed Breastfeeding and Bottle-Feeding (NeoEAT - Mixed Feeding): factor analysis and psychometric properties, Springer. July 2019. Maternal Health Neonatology and Perinatology 5(1). doi:https://doi.org/10.1186/s40748-019-0107-7.

G-BA. Gemeinsamer Bundesausschuss G-BA „Richtlinie über Maßnahmen zur Qualitätssicherung der Versorgung von Früh- und Reifgeborenen“, gemäß § 136 Absatz 1 Nummer 2, SGB V in Verbindung mit § 92 Absatz 1 Satz 2 Nummer 13, SGB V, (Qualitätssicherungs-Richtlinie Früh- und Reifgeborene/QFR-RL), 1.12.2021 (zuletzt abgerufen am: 18.12.2021).

Geißler M, Winkler S. Dysphagie – Ein einführendes Lehrbuch. Schulz-Kirchner Verlag, 2010: 104–122.

Genz B, Birkmann U. Kölner Befundsystem für Schluckstörungen bei Säuglingen, Kleinkindern und Kindern bis vier Jahre. Kö.Be.S. Kids. Prolog, 2016.

Gisel EG, Schwartz S, Haberfellner H. The Innsbruck Sensorimotor Activator and Regulator (ISMAR): construction of an intraoral appliance to facilitate ingestive functions. ASDC J Dent Child. 1999 May-Jun;66(3):180–7, 154.

Glass RP, Wolf LS. Feeding Management of Infants with Cleft Lip and Palate and Micrognathia, https://amamantarasturias.org/wp-content/uploads/2019/11/12esp-Feeding-Management-cleft-lip.pdf.1999 (zuletzt abgerufen am: 02.05.2022).

Goday PS, Huh SY, Silverman A, Lukens CT, Dodrill P et al. Pediatric feeding disorder: consensus definition and conceptual framework. J Pediatr Gastroenterol Nutr. 2019; 68(1):124–9.

Gosa MM, Dodrill P, Lefton-Greif MA, Silverman A. A Multidisciplinary Approach to Pediatric Feeding Disorders: Roles of the Speech-Language Pathologist and Behavioral Psychologist, Review, Am J Speech Lang Pathol, 2020 Jul 10;29(2S):956–966. doi: https://doi.org/10.1044/2020_AJSLP-19-00069. Epub 2020 Jul 10.

GOSH. Oral Assessment Guide for Children and young people, OAG des Great Ormon Street Hospital, 2005; https://media.gosh.nhs.uk/documents/Oral_Assessment_Guide_for_Children_and_Young_People_2.pdf (zuletzt abgerufen am: 02.05.2022).

Hayes J, Jones C. A collaborative approach to oral care during critical illness. Dental Health;1995: 34(3), 6–10.

Henningfeld J, Lang C, Erato G, Silverman AH, Goday PS. Feeding Disorders in Children With Tracheostomy Tubes. Nutr Clin Pract; 2021 Jun;36(3):689–695. doi: https://doi.org/10.1002/ncp.10551. Epub 2020 Jul 23.

Hieckmann T. Beatmung. In: Messall A, Stein U. Fachpflege. Neonatologische und Pädiatrische Intensivpflege. Elsevier, 4.A., 2021: 197–226.

Hiorns MP, Ryan MM. Current practice in paediatric videofluoroscopy. Pediatr Radiol. 2006 Sep;36(9):911–9.

Hirata GC, Santos RS. Rehabilitation of oropharyngeal dysphagia in children with cerebral palsy: A systematic review of the speech therapy approach, Int Arch Otorhinolaryngol. 2012 Jul; 16(3): 396–399. doi: https://doi.org/10.7162/S1809-97772012000300016.

Holzapfel K. Radiologische Funktionsdiagnostik von Schluckstörungen. In: Bartolome G, Schröter-Morasch H. Schluckstörungen - Interdisziplinäre Diagnostik und Rehabilitation. Elsevier. 7.A. 2022:132-153.

Hopf-Janner B. Stillen. In: Frey S. Pädiatrisches Dysphagiemanagement – Eine multidisziplinäre Herausforderung. Elsevier, 2011:43–62.

Huckabee ML, Macrae P, Lamvik K. Expanding Instrumental Options for Dysphagia Diagnosis and Research: Ultrasound and Manometry. Folia Phoniatr Logop. 2015;67(6):269–84.

Hübl N. Atem-Saug- und Schluckkoordination bei Säuglingen und Frühgeborenen – Auswirkung des signalorientierten, co-regulierten Fütterns. 13. Still- und Laktationskongress 2021. Digital. 23.09.2021. Fachvortrag PPT.

Hübl N, Winkler S. Ernährung im Säuglings- und Kindesalter. Entwicklung und Auffälligkeiten – Ein Ratgeber für Eltern, Angehörige, Therapeuten, Pädagogen und Personal. Schulz-Kirchner-Verlag, 2013.

Hübler A. In: Schilder R. Ein Licht für die Kleinsten der Kleinen. Freie Presse Chemnitzer Zeitung. Chemnitz 18.11.2021, S.14.

Hwang YS, Lin CH, Coster WJ, Bigsby R, Vergara E. Effectiveness of cheek and jaw support to improve feeding performance of preterm infants. Randomized Controlled Trial Am J Occup Ther. Nov-Dec 2010;64(6):886–94. doi: https://doi.org/10.5014/ajot.2010.09031.

ICD-Code. https://www.icd-code.de/icd/code/F98.2.html (zuletzt abgerufen am: 17.11.2021).

IDDSI. Patient Handouts, Paediatrics. Children and Babies. https://iddsi.org/Resources/Patient-Handouts, 2019 (zuletzt abgerufen am: 24.02.2022).

Ingleby HR, Bonilha HS, Steele CM. A Tutorial on Diagnostic Benefit and Radiation Risk in Videofluoroscopic Swallowing Studies. Dysphagia. 2021 Jul 12. doi: https://doi.org/10.1007/s00455-021-10335-y.

Inoue M. The neural mechanisms underlying swallowing, Review, Brain Nerve. 2015 Feb;67(2):157–68. doi: https://doi.org/10.11477/mf.1416200108.

Internationaler Förderverein für Basale Stimulation® e. V. https://basale-stimulation.de/, 2021 (zuletzt abgerufen am: 1.12.2021).

Irace AL, Dombrowski ND, Kawai K, Watters K, Choi Sukgi, Perez J, Dodrill P, Hernandez K, Davidson K, Rahbar R. Evaluation of Aspiration in Infants With Laryngomalacia and Recurrent Respiratory and Feeding Difficulties. JAMA Otolaryngol Head Neck Surg. 2019 Feb; 145(2): 146–151, doi: https://doi.org/10.1001/jamaoto.2018.3642.

Jean A. Brain stem control of swallowing: neuronal network and cellular mechanisms, Physiol Rev 2001; 81(2);929–969.

Johnson JN. Congenital Heart Disease in: Suiter DM & Gosa MM. Assessing and Treating Dysphagia. A Lifespan Perspective. Thieme, 2019:219–231.

Kamity R, Kapavarapu PK, Chandel A. Feeding Problems and Long-Term Outcomes in Preterm Infants—A Systematic Approach to Evaluation and Management Children. 2021; 8(12), 1158; https://doi.org/10.3390/children8121158.

Kloster I. Das zu kurze Zungenband – bevor es „klick“ macht. 13. Still- und Laktationskongress. 22. Interdisziplinäres Frühgeborenensymposium. 23.–25.09.2021, Fachvortrag PPT.

Knigge MA, Jadcherla SR, Thibeault SL. High-Resolution Manometry in the Evaluation and Treatment of Oropharyngeal Dysphagia In: Suiter DM, Gosa MM. Assessing and Treating Dysphagia. A Lifespan Perspective. Thieme, 2019: 127–134.

Knigge MA, Thibeault S, McCulloch TM. Implementation of high-resolution manometry in the clinical practice of speech language pathology. Dysphagia; 2014: 29(1), 2–16.

Kollia B, Tsiamtsiouris J, Korik P. Oral motor treatment: Effects of therapeutic feeding on articulatory skills, J Prev Interv Community, Jan-Mar 2019; 47(1):14–24; doi: https://doi.org/10.1080/10852352.2018.1547305.

Kovacic K, Rein LE, Szabo A, Kommareddy S, Bhagavatula P, Goday PS. Pediatric Feeding Disorder: A Nationwide Prevalence Study. Multicenter Study J Pediatr; 2021 Jan;228:126–131.e3., doi: https://doi.org/10.1016/j.jpeds.2020.07.047. Epub 2020 Jul 20.

Kribs A. Auswirkungen der Pandemie auf die Situation Früh- und Neugeborener und ihrer Familien. 13. Still- und Laktationskongress. 22. Interdisziplinäres Frühgeborenensymposium; 2021: Fachvortrag PPT.

Krishnan U, Mousa H, Dall'Oglio L et al. ESPGHAN-NASPGHAN Guidelines for the evaluation and treatment of gastrointestinal and nutritional complications in children with esophagial atresia-tracheoesophageal fistula. J Pediatr Gastroenterol Nutr 2016;63(5):550–70.

La Leche Liga Deutschland e. V. https://www.lalecheliga.de, 2021 (zuletzt abgerufen am: 10.11.2021).

Langmore SE. Evaluation of oropharyngeal dysphagia: which diagnostic tool is superior? Current Opinion in Otolaryngology. Head and Neck Surgery; 2003: 11: 485–489.

Langmore SE, Schatz K & Olsen N. Fiberoptic endoscopic examination of swallowing safety: a new procedure. Dysphagia; 1988: 2: 216–219.

Langmore SE, Schatz K & Olsen N. Endoscopic and videofluoroscopic evaluations of swallowing and aspiration. The Annals of Otology, Rhinology and Laryngology; 1991: 100: 678–681.

Lau C. Development of infant oral feeding skills: what do we know? The American Journal of clinical nutrition; 2016:103:616–621.

Lau C. Maturation of Infant Oral Feeding Skills In: Ongkasuwan J, Chiou EH. Pediatric Dysphagia. Challenges and Controversities. Springer, 2018:17–32.

Lau C. To Individualize the Management Care of High-Risk Infants With Oral Feeding Challenges: What Do We Know? What Can We Do? Front Pediatr. 2020; 8: 296. Published online 2020 Jun 9. doi: https://doi.org/10.3389/fped.2020.00296.

LeFort Y, Evans A, Livingstone V, Douglas P, Dahlquist N, Donnelly B, Leeper K, Harley E, Lappin S. Academy of Breastfeeding Medicine Position Statement on Ankyloglossia in Breastfeeding Dyads. Breastfeed Med; 2021: Apr;16(4):278–281.doi: 10.1089/bfm.2021.29179.ylf.

Limbrock J. Kürzeres Informationsseminar „Mundtherapien", insbesondere Orofaziale Regulationstherapie im Castillo Morales Konzept und/oder NEPA (neurophysiologischer Entwicklungsaufbau nach Pörnbacher), Haberfellner. www.mundmotorik-limbrock.de/seminare/info_ii.php:1-3 (zuletzt abgerufen am: 01.07.2007).

Limbrock J. Ätiologie pädiatrischer Schluckstörungen In: Frey S. Pädiatrisches Dysphagiemanagement – Eine multidisziplinäre Herausforderung. Elsevier, 2011:83–102.

Logemann JA. Manual for the videofluorographic study of swallowing. Second edition. Austin, TX: Pro-Ed Inc; 1993a.

Logemann JA. The dysphagia diagnostic procedure as a treatment efficay trial, Clinics in Communication Disorder 3, 1993b:1–10.

Lücking CB, Hummel S, Lücking CH, Hufschmidt A. Schluckstörungen. In: Hufschmidt et al. (eds). Neurologie compact – Für Klinik und Praxis. Thieme, 7.A., 2017: 81–84.

Machold CA, O'Rinn SE, McKellin WH, Ballantyne G, Barrett JFR. Women's experiences of skin-to-skin cesarean birth compared to standard cesarean birth: a qualitative study. CMAJ Open. 2021 Aug 31;9(3):E834-E840. doi: https://doi.org/10.9778/cmajo.20200079.

Maier, RF, Obladen M. Neugeborenenintensivmedizin – Evidenz und Erfahrung. Springer. 9.A., 2017.

Malandraki GA, Malandraki JB. Oropharyngeal Dysphagia in Children with Cerebral Palsy In: Suiter DM, Gosa MM. Assessing and Treating Dysphagia – A Lifespan Perspective. Thieme; 2019:233–248.

MAMA-Chair. http://www.mamachair.com/, http://iprc.info/wp-content/uploads/2019/04/Videofluoroscopic-Swallow-Study-Seating-Systems-deidentified.pdf (zuletzt abgerufen am: 31.10.2021).

Martin-Harris B, Carson KA, Pinto JM, Lefton-Greif MA. BaByVFSSImP© A Novel Measurement Tool for Videofluoroscopic Assessment of Swallowing Impairment in Bottle-Fed Babies: Establishing a Standard. Dysphagia. 2020 Feb;35(1):90–98. doi: https://doi.org/10.1007/s00455-019-10008-x.

Martin-Harris B, Brodsky MB, Michel Y, O Castell D, Schleicher M, Sandidge J, Maxwell R, Blair J. MBS measurement tool for swallow impairment - MBSImp: establishing a standard 2008 Dysphagia. 2008 Dec;23(4):392–405.doi: https://doi.org/10.1007/s00455-008-9185-9. Epub 2008 Oct 15.

Materni. http://www.maternimedical.eu/de/sauger/, 2021 (zuletzt abgerufen am: 29.12.2021).

Maybee J, Jackson A, Wolter-Warmerdam K, Hickey F, Prager J, DeBoer E. Validation of the Childhood Dysphagia Management Scale (CDMS): An Impact Scale for determining medical home for dysphagia. Int J Pediatr Otorhinolaryngol. 2021 Jun;145:110716. doi: https://doi.org/10.1016/j.ijporl.2021.110716. Epub 2021 Apr 20.

McBride MC, Danner SC. Sucking disorders in neurologically impaired infants: assessment and facilitation of breastfeeding. Clin Perinatol. 1987:14:109.

McElrath AD, Winters R. Mandibulofacial Dysostosis, StatPearls [Internet]. Treasure Island (FL): StatPearls Publishing; 2021 Jan.2021 Sep 18.

Messall A. Körperpflege In: Messall A, Stein U (eds.) Fachpflege – Neonatologische und Pädiatrische Intensivpflege. Elsevier, 4.A., 2021:43–52.

Messall A, Schuppke J, Rist S. Besonderheiten der Pflege von Frühgeborenen und kranken Neugeborenen In: Messall A, Stein U. (eds.) Fachpflege – Neonatologische und Pädiatrische Intensivpflege. Elsevier, 4.A., 2021:227–243.

Miller CK, Willging JP. Fiberoptic Endoscopic Evaluation of Swallowing in Infants and Children: Protocol, Safety, and Clinical Efficacy: 25 Years of Experience. Review Ann Otol Rhinol Laryngol. 2020 May;129(5):469–481.

Mills N, Keesing M, Geddes D, Mirjalili SA. Flexible Endoscopic Evaluation of Swallowing in Breastfeeding Infants With Laryngomalacia: Observed Clinical and Endoscopic Changes With Alteration of Infant Positioning at the Breast. Ann Otol Rhinol Laryngol. 2021 Jul;130(7):653–665. doi: https://doi.org/10.1177/0003489420965636.

Modrell AK, Tadi P: Primitive Reflexes, in: StatPearls [Internet]. Treasure Island (FL): StatPearls Publishing; 2021 Jan.2021 Mar 21.

Moore EE, Rosenberg TL. Dysphagia in Patients with Craniofacial Anomalies In: Ongkasuwan J, Chiou EH. Pediatric Dysphagia, Springer Verlag, 2018:271–280.

Morren G, Van Huffel S, Helon I, Naulaers G, Daniëls H, Devlieger H, Casaer P. Effects of non-nutritive sucking on heart rate, respiration and oxygenation: a model-based signal processing approach. Clinical Trial Comp Biochem Physiol A Mol Integr Physiol. 2002 May;132(1):97–106. doi: https://doi.org/10.1016/s1095-6433(01)00534-7.

Morris D. Babywatching – die Körpersprache des Babys. Heyne, 1995.

Morris SE. New Visions. https://www.new-vis.com/, 2021 (zuletzt abgerufen am: 18.12.2021).

Morris SE, Klein MD. Mund- und Esstherapie bei Kindern. Entwicklung, Störungen und Behandlung orofazialer Fähigkeiten. Elsevier, 2.A., 2001.

Moser G, Kress P, Zauner C, Thurnher D. Chirurgisch-interventionelle Aspekte In: Schneider-Stickler B, Kress P (eds.). Tracheotomie und Tracheostomaversorgung. Indikationen, Techniken und Rehabilitation. Springer, 2018: 39–92.

Motzko M, Weinert M, Flintrop R. Pädiatrisches Trachealkanülenmanagement. Ein Ratgeber für Eltern, Pflegekräfte und Therapeuten. Schulz-Kirchner-Verlag, 2015.

Müller D. Komplexe Fehlbildungen In: Hübler A und Jorch G (eds.). Neonatologie. Die Medizin des Früh- und Reifgeborenen. Thieme, 2.A., 2019:695–729.

Münstermann U, Brutscher P, Messall A. Integration entwicklungsfördernder Maßnahmen In: Messall A, Stein U (eds.). Fachpflege – Neonatologische und Pädiatrische Intensivpflege. Elsevier, 4.A., 2021:53–83.

Murray J. Manual of Dysphagia Assessment in Adults. Thomson. DELMAR Cengage Learning. San Diego. 1998:153–202.

Narawane A, Rappazzo C, Hawney J, Clason H, Roddy DJ & Ongkasuwan J. Vocal Fold Movement and Silent Aspiration After Congenital Heart Surgery. The Laryngoscope, 2021.

Netzwerk Neonatologie, 2021. http://netzwerk-neonatologie.de/fruehgeborene-nach-ssw/, (zuletzt abgerufen am: 25.02.2022).

Neubauer PD, Hersey DP, Leder SB. Pharyngeal Residue Severity Rating Scales Based on Fiberoptic Endoscopic Evaluation of Swallowing: A Systematic Review. Dysphagia. 2016 Jun;31(3):352–9.

Neubauer PD, Rademaker AW, Leder SB. The Yale Pharyngeal Residue Severity Rating Scale: An Anatomically Defined and Image-Based Tool, CCC-SLP Dysphagia volume 30, 2015: p. 521–528.

Orphanet. https://www.orpha.net/consor4.01/www/cgi-bin/Disease_Search.php?lng=DE&data_id=139&Disease_Disease_Search_diseaseGroup=Prader-Labhart-Willi-Syndrom&Disease_Disease_Search_diseaseType=Pat&Krankheite(n)/Krankheitsgruppe=Prader-Willi-Syndrom&title=Prader-Willi-Syndrom&search=Disease_Search_Simple, 2019 (zuletzt abgerufen am: 15.1.2022).

Pados FP. Milk Flow Rates From Bottle Nipples: What We Know and Why It Matters. Nurs Womens Health, 2021 Jun;25(3):229–235. doi: https://doi.org/10.1016/j.nwh.2021.03.006. Epub 2021 Apr 27.

Pados FP, Hill R, Yamasaki JT, Litt JS, Lee CS. Prevalence of problematic feeding in young children born prematurely: a meta-analysis. BMC Pediatrics (2021) 21:110 March 2021BMC Pediatrics 21(1). DOI:https://doi.org/10.1186/s12887-021-02574-7.

Palmer MM. Intervention Strategies for the Poor Feeder in the Newborn Intensive Care Unit: External Pacing versus Imposed Regulation. 2020. doi:https://doi.org/10.14434/do.v13i1.29089 Corpus ID: 213892511.

Palmer MM, Crawley K, Blanco IA. Neonatal Oral-Motor Assessment scale: a reliability study, J Perinatol. Jan-Feb 1993;13(1):28–35. https://www.nomasinternational.org/ (zuletzt abgerufen am: 14.11.2021).

Park, JS, Lee G, Jung YJ. Effects of game-based chin-tuck against resistance exercise vs head-lift exercise in patients with dysphagia after stroke: An assessor-blind, randomized controlled trial. Journal of rehabilitation medicine, J Rehabil Med. 2019 Oct 29;51(10):749–754. doi: https://doi.org/10.2340/16501977-2603.

Park J, Pados BF, Thoyre SM. Systematic review: What is the evidence for the side-lying position for feeding preterm infants? Advances in neonatal care; 2018:18:285–294.

Park J, Thoyre S, Knafl GJ, Hodges EA, Nix WB. Efficacy of semielevated side-lying positioning during bottle-feeding of very preterm infants: a pilot study. J Perinat Neonatal Nurs. 2014 Jan-Mar;28(1):69–79.

Pearson Jr. WG, Gosa MM. Anatomy of Swallowing. In: Suiter DM und Gosa MM (eds). Assessing and Treating Dysphagia – A Lifespan Perspective. Thieme, 2019:5–24.

Pedersen LK, Damkjær Maimburg R, Hertz JM, Gjørup H, Klit Pedersen T, Møller-Madsen B, Rosendahl Østergaard J (2017): Moebius sequence -a multidisciplinary clinical approach, Orphanet J Rare Dis. 2017 Jan 6;12(1):4. doi: https://doi.org/10.1186/s13023-016-0559.

Pehl C. Diagnostik und konservative Therapie ösophagealer Schluckstörungen. In: Bartolome G, Schröter-Morasch H. Schluckstörungen – Interdisziplinäre Diagnostik und Rehabilitation. Elsevier, 6.A., 2018:469–492.

Poetz CF, Brockmann PE. Atemwegsobstruktionen In: Hübler, Jorch G (eds.). Neonatologie. Die Medizin des Früh- und Reifgeborenen. Thieme, 2.A., 2019:233–237.

Pörnbacher T. www.poernbacher.de. https://www.poernbacherkonzept.de/.2021 (zuletzt abgerufen am: 11.12.2021).

Quigley M, Embleton ND, McGuire W. Formula versus donor breast milk for feeding preterm or low birth weight infants. Cochrane Database Syst Rev. 2019 Jul; 2019(7): CD002971. Published online 2019 Jul 19. doi: https://doi.org/10.1002/14651858.CD002971.pub5.

Raczyńska A, Gulczyńska E. The impact of positioning on bottle-feeding in preterm infants (≤ 34 GA). A comparative study of the semi-elevated and the side-lying position - a pilot study. Dev Period Med. 2019;23(2):117–124.

Radiomama. www.radiomama.de, 2021 (zuletzt abgerufen am: 18.12.2021).

Rappazzo CA, Turk CL. Clinical Feeding-Swallowing Evaluation: Overview for t he Healthcare Provider In: Ongkasuwan J und Chiou EH. Pediatric Dysphagia, Springer: 2018: 49–65.

Re GL, Vernuccio F, Di Vittorio ML, Scopelliti L, Di Piazza A, Terranova MC, Picone D, Tudisca C, Salerno S. Swallowing evaluation with videofluoroscopy in the paediatric population, Valutazione della funzione deglutitoria in videofluoroscopia nei pazienti pediatrici, Review, ACTA OTORHINOLARYNGOLOGICA ITALICA 2019;39:279–288.

Reynolds J. When a Child Needs an Instrumental Swallowing Assessment. How do clinicians know when it's time to move to an instrumental assessment—and then choose the most appropriate one? 2020 Jan-Feb. https://leader.pubs.asha.org/doi/10.1044/leader.OTP.25012020.40 (zuletzt abgerufen am: 22.03.2022).

Robinson L, Heng L, Fucile S. Investigating the Developmental Trajectory of Long-term Oral Feeding Problems. In: 'Healthy' Preterm Infants. Developmental Neurorehabilitation, 2022:1–5.

Roll C. Perinatale Hirnschädigungen bei Reifgeborenen In: Hübler A, Jorch G (eds.). Neonatologie. Die Medizin des Früh- und Reifgeborenen. Thieme, 2.A., 2019: 485–487.

Rommel N, De Meyer A, Feenstra L, Veereman-Wauters G. The Complexity of Feeding Problems in 700 Infants and Young Children Presenting to a Tertiary Care Institution, Journal of Pediatric Gastroenterology and Nutrition: July 2003 - Volume 37 - Issue 1 – p:75–84.

Rosenbek JC, Robbins J, Roecker EV, Coyle JL, Woods JL. A Penetration-Aspiration-Scale. 1996. Dysphagia 11:93–98.

Ross E, Fuhrmann L. Supporting oral feeding skills through bottle selection. Perspectives on Swallowing and Swallowing Disorders. 2015. Dysphagia 24:50–57. doi:https://doi.org/10.1044/sasd24.2.50.

Sanders MR, Hall SL. Trauma-informed care in the newborn intensive care unit: promoting safety, security and connectedness. Journal of Perinatology (38)2018: 3–10.

Sanghavi R, Rosen R. Esophageal Dysphagia In: Ongkasuwan J, Chiou EH (eds.). Pediatric Dysphagia - Challenges and Controversies. Springer; 2018:215–238.

Scheel CE, Schanler RJ, Lau C. Does the choice of bottle nipple affect the oral feeding performance of very-low-birthweight (VLBW) infants? Acta Paediatr. Author manuscript; available in PMC 2008 May 19. Acta Paediatr. 2005 Sep; 94(9): 1266–1272. doi: https://doi.org/10.1080/08035250510027255.

Schmid A. In der Ruhe liegt die Kraft – Motorische Ruhe (calma motora). In: Türk C, Söhlemann S, Rummel H (eds.): Das Castillo Morales-Konzept. Thieme, 2.A., 2020:107–110.

Schwemmle C, Arens C. Kindliche Ess-, Fütter- und Schluckstörungen In: Sprachförderung und Sprachtherapie in Schule und Praxis, verlag modernes lernen, 1/2021: 2–13.

Shaker CS. Infant-Guided, Co-Regulated Feeding in the Neonatal Intensive Care Unit. Part I: Theoretical Underpinnings for Neuroprotection and Safety. Semin Speech Lang. 2017a Apr;38(2):96–105.

Shaker CS. Infant-Guided, Co-Regulated Feeding in the Neonatal Intensive Care Unit. Part II: Interventions to Promote Neuroprotection and Safety. Semin Speech Lang. 2017b Apr;38(2):106–115.

Shaker CS. https://shaker4swallowingandfeeding.com/, 2021 (zuletzt abgerufen am: 29.12.2021).

Sheppard JJ, Hochman R, Baer C. The dysphagia disorder survey: validation of an assessment for swallowing and feeding function in developmental disability, Res Dev Disabil. 2014 May;35(5):929–42. doi: https://doi.org/10.1016/j.ridd.2014.02.017. Epub 2014 Mar 15.

Shubert TE, Smith ML, Schneider EC, Wilson AD, Ory MG. Public Health System Perspective on Implementation of Evidence-Based Fall-Prevention Strategies for Older Adults. Front Public Health. 2016 Nov 16;4:252.

Sjögreen L, Andersson-Norinder J, Jacobsson C. Development of speech, feeding, eating, and facial expression in Möbius sequence. Int J Pediatr Otorhinolaryngol. 2001 Sep 28;60(3):197–204. doi: https://doi.org/10.1016/s0165-5876(01)00532-8.

Skuse D, Stevenson J, Reilly S, Mathisen B. Schedule for Oral-Motor Assessment (SOMA): Methods of validation. Dysphagia volume 10, pages 192–202 (1995).

Srivastava R, Kirton A. Perinatal Stroke: A Practical Approach to Diagnosis and Management. Neoreviews. 2021 Mar;22(3):e163-e176. doi: https://doi.org/10.1542/neo.22-3-e163.

Stadelmann I. Die Hebammen-Sprechstunde. Stadelmann Verlag, 8.A., 2005.

Stefke M, Geißler M, Winkler S. Diagnostik kindlicher Schluck- und Fütterstörungen. In: ForumLogopädie. Heft 3. 27. Jg. 2013: 14–19.

Sujata S, Karobi D, Kanya M, Sukhwinder K, Minakshi R. Effect of antenatal and postnatal individualized counseling of mothers on exclusive human milk feeding in preterm infants during hospital stay and at discharge: A randomized controlled trial, Journal of Neonatal Nursing; 2021. https://doi.org/10.1016/j.jnn.2021.03.003.

Thiel M. Aromatherapie in der Neonatologie: Literaturübersicht und Erklärungsansätze. In: Monatsschrift Kinderheilkunde. Band 162. Juni 2014. Abstracts der 40. Jahrestagung der Neonatologie und Pädiatrischen Intensivmedizin. https://link.springer.com/content/pdf/10.1007%2Fs00112-014-3151-4.pdf (zuletzt abgerufen am: 02.05.2022).

Thirukumar P, Henry A, Coates D. Women's Experiences and Involvement in Decision-Making in Relation to Planned Cesarean Birth: An Interview Study. [Journal Article] J Perinat Educ. 2021 Oct 01; 30(4):213–222.

Thomas T, Goodman R, Jacob A, Grabher D. Implementation of cue-based feeding to improve preterm infant feeding outcomes and promote parents' involvement, Journal of Obstetric, Gynecologic & Neonatal Nursing; 2021 Mar 8;S0884-2175(21)00022-8.

Thoyre SM, Brown RL. Factors contributing to preterm infant engagement during bottle feeding. Nurs Res. 2004 Sep-Oct; 53(5): 304–313, PMCID: PMC4336780.

Thoyre SM, Pados BF, Park J, Estrem H, Hodges EA, McComish C, Van Riper M, Murdoch K. Development and Content Validation of the Pediatric Eating Assessment Tool (Pedi-EAT), American Journal of Speech-Language Pathology, October 2013a. DOI: https://doi.org/10.1044/1058-0360(2013/12-0069.

Thoyre SM, Park J, Pados B, Hubbard C. Developing a Co-Regulated, Cue-Based Feeding Practice: The Critical Role of Assessment and Reflection. J Neonatal Nurs. 2013b Aug;19(4):139–148. doi: https://doi.org/10.1016/j.jnn.2013.01.002.

Thoyre SM, C Shaker und KF Pridham. Early Feeding Skills Assessment. Neonatal network: NN 24(3):7–16.

Thurnher D. Tracheotomie im Säuglings- und Kleinkindalter. In: Schneider-Stickler B und Kress P. Tracheotomie und Tracheostomaversorgung. Springer, 2018: 83–92.

Tse WK. Treacher Collins syndrome: New insights from animal models. Int J Biochem Cell Biol. 2016 Dec;81(Pt A):44–47. doi: https://doi.org/10.1016/j.biocel.2016.10.016. Epub 2016 Oct 21.

Türk C, Söhlemann S, Rummel H. Das Castillo Morales-Konzept, Thieme, 2.A., 2020.

Van den Engel-Hoek L. Fütterstörungen – Ein Ratgeber für Ess- und Trinkprobleme bei Kleinkindern. Schulz-Kirchner Verlag, 2008.

Von Frankenberg J. Frühkindliche Ess- und Fütterstörungen in der ambulanten sprachtherapeutischen Praxis. Zentrum für angewandte Psycho- und Patholinguistik Berlin. Skriptum Fortbildung 19.–20.03.2015.

Wang Z, Liu Q, Min L, Mao X. The effectiveness of the laid-back position on lactation-related nipple problems and comfort: a meta-analysis. BMC Pregnancy Childbirth. 2021a Mar 24;21(1):248. doi: https://doi.org/10.1186/s12884-021-03714-8.

Wang CM, Wang CJ, Shieh WY, Chen YC, Cheng WJ, Chang WH. Correlation of Temporal Parameters of Laryngeal Excursion by Using Force-Sensing Resistor Sensors with Hyoid Motion in Videofluoroscopic Swallowing Study. Dysphagia. 2021b Apr;36(2):183–191.

Warren I, Green M, Nyathi D, Mat-Ali E. Evaluation of the Family and Infant Neurodevelopmental Education (FINE) programme in the UK. November 2018. Journal of Neonatal Nursing 25(2). doi:https://doi.org/10.1016/j.jnn.2018.11.004.

Watson J und McGuire W. Responsive versus scheduled feeding for preterm infants. Cochrane Database Syst Rev. 2016 Aug 31;(8):CD005255. doi: https://doi.org/10.1002/14651858.CD005255.pub5.

Whetten CH. Cue-Based Feeding in the NICU. Nurs Womens Health. 2016 Oct-Nov;20(5):507–510. doi: https://doi.org/10.1016/j.nwh.2016.08.006.

Wilken M, Jotzo M. Frühkindliche Fütterstörungen und Sondenentwöhnung. In: Frey S. Pädiatrisches Dysphagiemanagement. Eine multidisziplinäre Herausforderung. Elsevier, 2011: 123–134.

Williams S, Witherspoon K, Kavsak P, Patterson C, McBlain J. Pediatric feeding and swallowing problems: an interdisciplinary team approach. Can J Diet Pract Res. Winter 2006;67(4):185–90. doi: https://doi.org/10.3148/67.4.2006.185.

Winkler S. Zusatzmodul Anamnese bei Kindern mit Schluck- und Fütterstörungen. In: Korntheuer P, Gumpert M und Vogt S. Anamnese in der Sprachtherapie. Ernst Reinhardt Verlag 2014:61–67, 162.

Winkler S. Pädiatrische Dysphagie – ein Phänomen? In: Sprachförderung und Sprachtherapie in Schule und Praxis. Fütterstörungen und kindliche Dysphagien, verlag modernes lernen; 2021:1/21: 34–40.

Winiker K, Burnip E, Gozdzikowska K, Hernandez EG, Hammond R, Macrar P, Huckabee ML. Ultrasound: Validity of a Pocket-Sized System in the Assessment of Swallowing. Dysphagia. 2021a Jan 2:1–9.

Winiker K, Burnip E, Gozdzikowska K, Hernandez EG, Hammond R, Macrae P, Thomas P, Huckabee ML. Ultrasound: Reliability of a Pocket-Sized System in the Assessment of Swallowing. J Speech Lang Hear Res. 2021b Aug 9;64(8):2928–2940.

Winterholler C. Der Begriff Palliative Logopädie. In: Palliative Logopädie - Band 1. essentials. Springer, Wiesbaden. 2020. https://doi.org/10.1007/978-3-658-32270-0_2

Yi YG, Shin HI. Psychometrics of the Functional Oral Intake Scale for Infants. Front Pediatr. 2019 Apr 18;7:156.

Yi YG, Shin HI. Psychometrics of the Functional Oral Intake Scale for Children With Dysphagia. J Pediatr Gastroenterol Nutr. 2020 Nov;71(5):686–691.

Yoo H, Mihaila DM. Rooting reflex. StatPearls [Internet]. Treasure Island (FL): StatPearls Publishing; 2021 Jan.2021 May 1. https://www.ncbi.nlm.nih.gov/books/NBK557636/ (zuletzt abgerufen am: 25.02.2022).

Yoon W. L., Khoo JKP, Liow SJR. Chin Tuck Against Resistance (CTAR): New Method for Enhancing Suprahyoid Muscle Activity Using a Shaker-Type Exercise. Dysphagia (2014) 29: 243–248.